Trainingsbuch Redondo® Ball

Anmerkung:

Dieses Buch wurde nach den Regeln der neuen deutschen Rechtschreibung verfasst. Aus Gründen der besseren Lesbarkeit haben wir uns durchgängig für die männliche Anredeform entschieden, die jedoch selbstverständlich die weibliche mit einschließt.

Die Bezeichnung Redondo® Ball unterliegt dem Warenzeichenrecht von TOGU Gebr. Obermaier oHG, Prien-Bachham.

Das vorliegende Buch wurde sorgfältig erarbeitet. Dennoch erfolgen alle Angaben ohne Gewähr. Weder die Autoren noch der Verlag können für eventuelle Nachteile oder Schäden, die aus den im Buch vorgestellten Informationen resultieren, Haftung übernehmen.

Wo Sport Spaß macht

Inge Kracht & Monika Ellinger

Trainingsbuch Redondo® Ball

Gezielte Kräftigung
Verbesserung der Koordination
Abwechslungsreiches Training

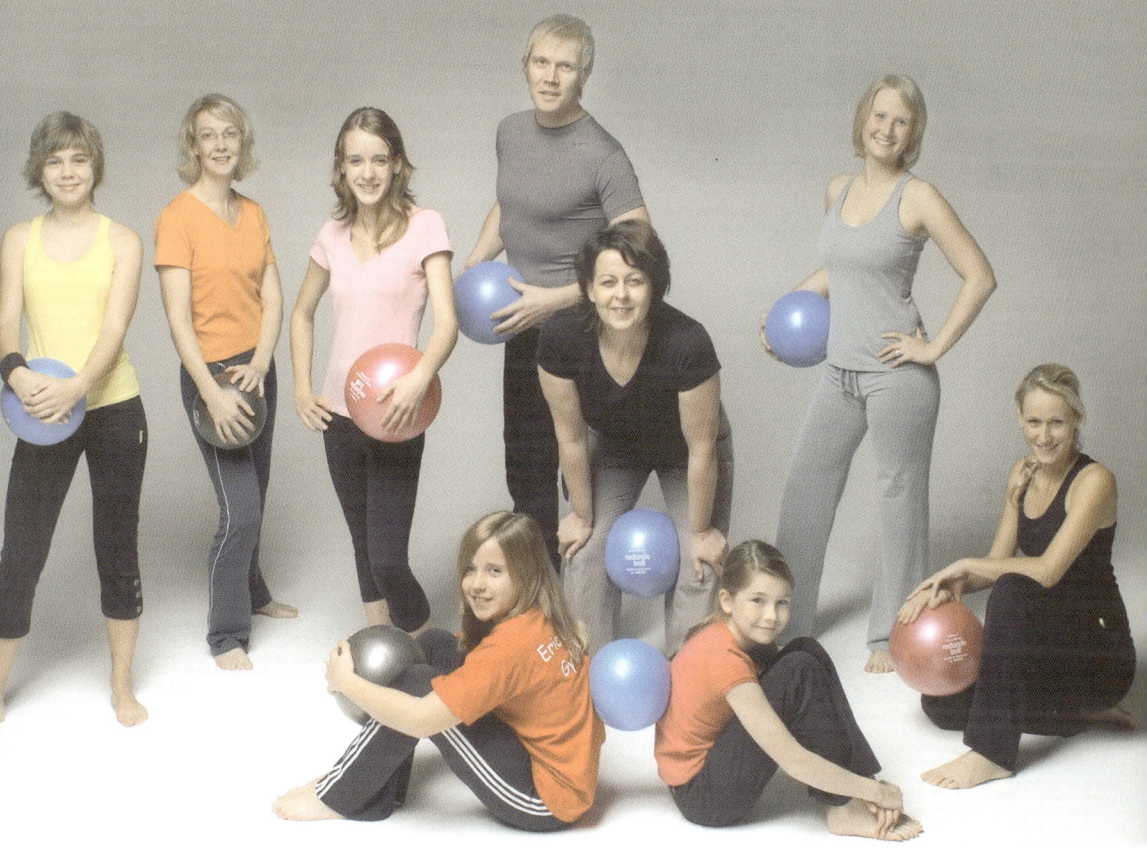

Meyer & Meyer Verlag

Papier aus nachweislich umweltverträglicher Forstwirtschaft.
Garantiert nicht aus abgeholzten Urwäldern!

Trainingsbuch Redondo® Ball

Bibliografische Information der Deutschen Nationalbibliothek
Die Deutsche Nationalbibliothek verzeichnet diese Publikation in der Deutschen
Nationalbibliografie; detaillierte bibliografische Details sind im Internet über
<http://dnb.d-nb.de> abrufbar.

© 2009 by Meyer & Meyer Verlag, Aachen
Adelaide, Auckland, Budapest, Cape Town, Graz, Indianapolis,
Maidenhead, Olten (CH), Singapore, Toronto
Member of the World
Sport Publishers' Association (WSPA)
Druck: B.O.S.S Druck und Medien GmbH
Satz: Büro für Mediengestaltung · zahra.aissaoui@t-online.de
ISBN 978-3-89899-422-4
E-Mail: verlag@m-m-sports.com
www.dersportverlag.de

Inhalt

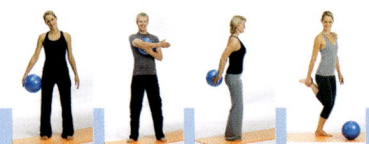

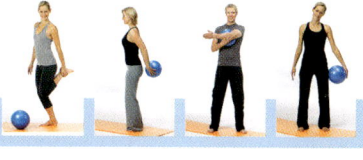

Vorwort der Autorinnen

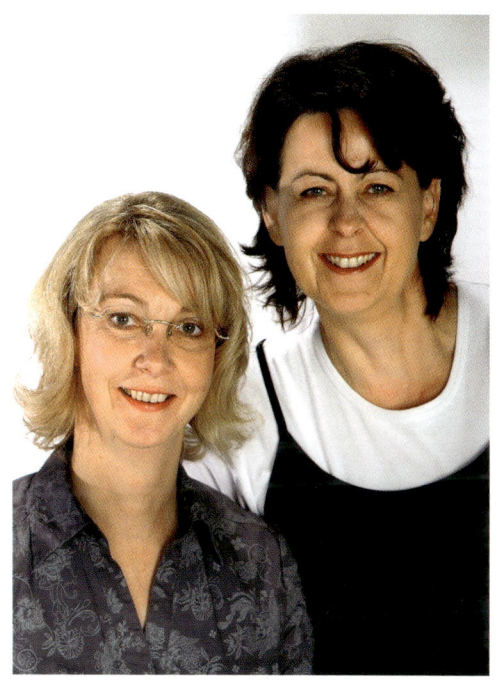

Der Redondo® Ball, je öfter wir mit ihm arbeiten, desto mehr Ideen werden geboren. Ein reiner Selbstläufer. Faszinierend für uns ist, neben der Vielseitigkeit dieses Sportgeräts, auch seine Einsatzmöglichkeit in ausnahmslos allen Zielgruppen, die wir unterrichten. So entwickelten wir die Idee, ein Buch über den Redondo® Ball zu schreiben.

Konkret wurde dieses Projekt nach einem gemeinsamen Arbeitswochenende für den Landessportbund NRW, bei dem wir beide als Referentinnen tätig sind. Wir leiteten eine Übungsleiterfortbildung zum Thema „Funktionelle Gymnastik". Zum wiederholten Male schafften wir es, unsere Teilnehmer für den Redondo® Ball so zu begeistern, dass die Frage nach einem Buch zum Thema unausweichlich folgte. Leider konnten wir auf keinerlei Literatur verweisen. Dies gab uns den Anstoß, selbst als Autorinnen aktiv zu werden und unsere Erfahrungen mit dem Redondo® Ball niederzuschreiben.

Mit diesem Buch möchten wir unsere Ideensammlung an alle Interessierten weiterleiten. Anatomisch-physiologische Gegebenheiten des Körpers sollen dabei Berücksichtigung finden, aber nicht vordergründig behandelt werden. In erster Linie geht es uns um die einfache Darstellung unserer Übungen und deren Umsetzung in die Praxis. Wir hoffen, dass uns dies gelungen ist und wünschen allen Lesern viel Spaß beim Training mit dem Redondo® Ball!

Köln/Coesfeld im März 2009

Inge Kracht und Monika Ellinger

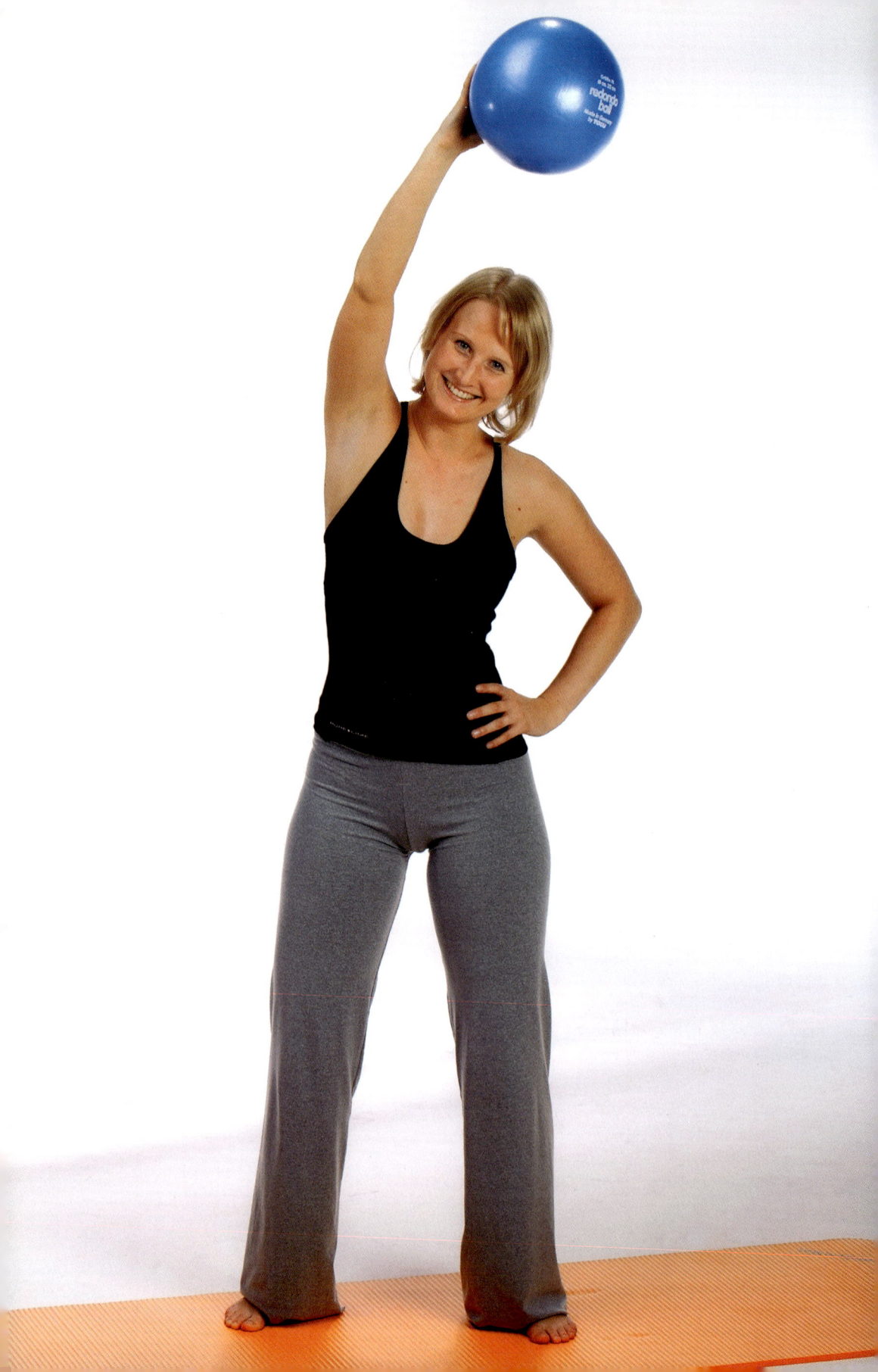

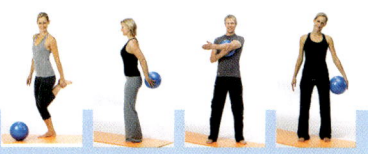

1 Der Redondo® Ball/ Namensgebung

Von den Teilnehmern unserer Lehrgänge und Kurse werden wir häufig gefragt, woher der Name Redondo® Ball kommt. Der Begriff „redondo" kommt aus dem Spanischen und heißt übersetzt „rund". Weitere Recherchen zur Namensgebung ergaben aber später, dass die Idee zu diesem Ball am „Redondo Beach" in Los Angeles geboren wurde. Daher also der Name „Redondo® Ball".

1.1 Materialkunde/Eigenschaften

Der Redondo® Ball besteht aus sehr weichem, anschmiegsamem Material. Hierbei handelt es sich um geschäumtes PVC, welches dem deutschen Bedarfsgegenständegesetz unterliegt und dementsprechend kontrolliert wird. Unseren Informationen zufolge sind bei der Handhabung des Redondo® Balls bisher keine Allergien aufgetreten.

Der Ball wiegt, je nach Größe, rund 200 g und ist unter dynamischen Bedingungen bis zu 120 kg belastbar. Der Redondo® Ball wurde früher hauptsächlich in der Beckenbodengymnastik und später dann im Pilatestraining eingesetzt. Diese „Frauenthemen" bestimmten die Farbgebung, denn ursprünglich ahnte man nicht, welche unbegrenzten Einsatzmöglichkeiten der Ball einmal bieten würde (vgl. Kap. 1.3). Heute dienen die Farben der Bälle lediglich noch zur Unterscheidung der verschiedenen Größen. Ist jemand schon längere Zeit im Besitz eines Redondo® Balls, so kann die farbliche Zuordnung abweichen.

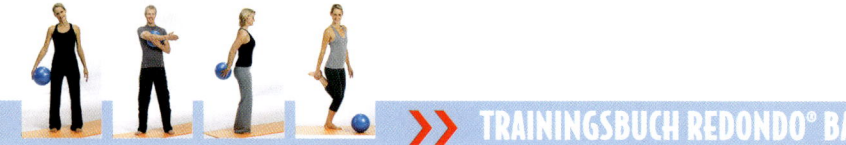
Aktuell ist er in folgenden Größen und Farben erhältlich:

- 18 cm Ø anthrazit
- 22 cm Ø blau
- 26 cm Ø rubinrot

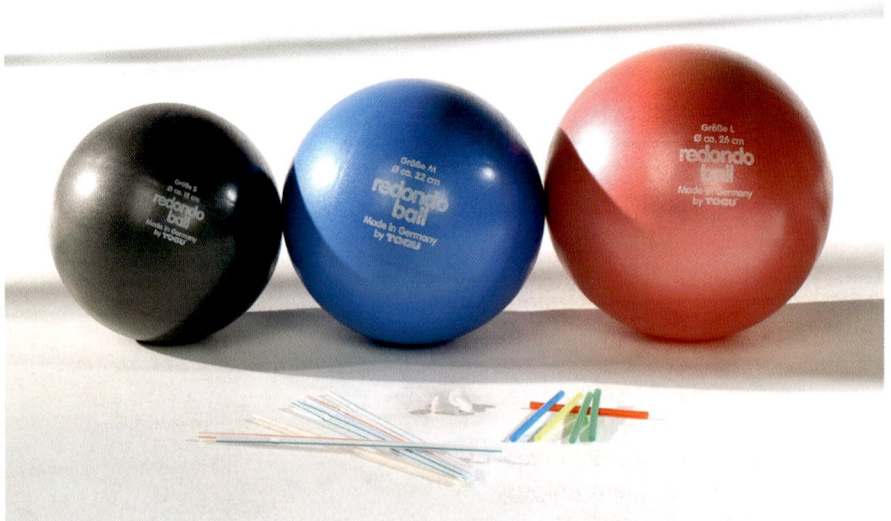

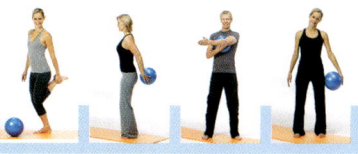

1.2   Handhabung

Bei einem neuen Redondo® Ball empfiehlt es sich, ihn zunächst mit dem beiliegenden Kunststoffröhrchen komplett aufzublasen, um ihn dadurch weich und geschmeidig zu machen.

Werden die Bälle von verschiedenen Teilnehmern benutzt, ist es aus hygienischen Gründen sinnvoll, dieses Röhrchen durch klein geschnittene, handelsübliche Plastikstrohhalme zu ersetzen. Diese werden am Ende einer Übungsstunde einfach entsorgt. Allerdings sollte man darauf achten, dass handelsübliche Strohhalme oft einen geringeren Durchmesser haben als die Originalröhrchen. Somit können sie im Ball verschwinden, wenn sie beim Aufpusten nicht festgehalten werden.

Das Aufblasen des Balls bereitet den Teilnehmern meist keine Schwierigkeiten, da der Redondo® Ball wesentlich leichter und schneller aufzublasen ist als ein Luftballon.

Bedingt durch ein kleines Ventil, kann die Luft nur langsam entweichen. Erst durch das Zusammendrücken des Balls kann sie herausgelassen werden. So besteht genügend Zeit, den Ball nach dem Aufblasen mit einem kleinen Plastikstöpsel zu verschließen. Dieser Stöpsel ist bei der Anwendung des Balls kaum spürbar. Dennoch sollte er sich bei gymnastischen Übungen möglichst immer auf der körperfernen Seite befinden.

Empfehlenswert ist es, den Redondo® Ball nach der Anwendung zu reinigen. Dies ist mit Wasser, Schwamm und einfacher Seife möglich. Von lösemittelhaltigen Reinigern sollte Abstand genommen werden, um das Material nicht zu schädigen. Sinnvoll ist die Reinigung des Balls vor allem dann, wenn die Teilnehmer stark geschwitzt haben oder der Ball in der Fußgymnastik eingesetzt wurde.

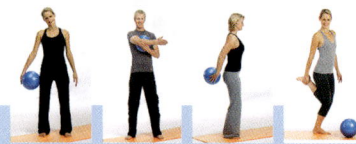

1.3 Die Vielseitigkeit des Balls – Darstellung der Einsatzmöglichkeiten

In allen Bereichen des Sports bietet der Redondo® Ball fast unbegrenzte Einsatzmöglichkeiten. Bedingt durch seine Materialeigenschaften, lassen sich in allen Zielgruppen abwechslungsreiche Sportstunden gestalten. Der Redondo® Ball kann von der Kräftigung bis zur Entspannung, von der Körperwahrnehmung bis zum Koordinationstraining, vom spielerischen Ausdauerbereich bis zur funktionellen Gymnastik, im Individualsport sowie bei Gruppenübungen eingesetzt werden. Auch bei der Massage sollte er nicht fehlen und sogar für die Wassergymnastik ist er geeignet.

Darüber hinaus kann der Redondo® Ball in allen Altersgruppen sehr effektiv zur Kräftigung und Dehnung eingesetzt werden (vgl. Kap. 4). Dieser Umstand ist vor allem dem Vorteil zu verdanken, dass er nicht nur in komplett aufgeblasenem Zustand Verwendung findet. Seine Wirkung wird vor allem dann deutlich spürbar, wenn er, mit nur wenig Luft gefüllt, als Unterlage genutzt wird.

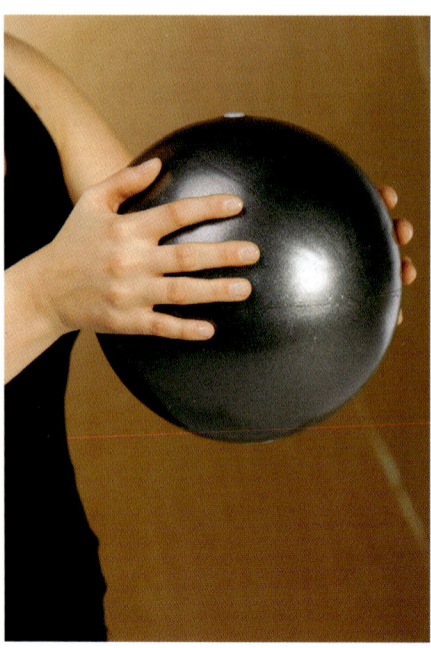
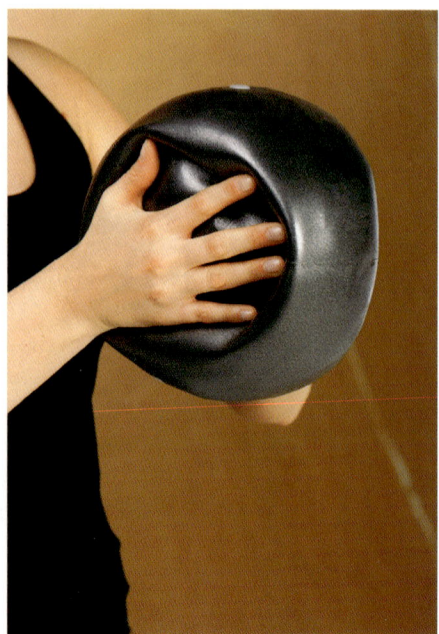

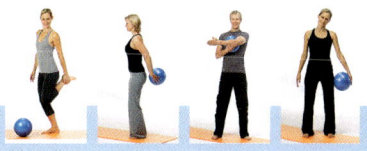

Bauchmuskeln werden zum Beispiel wesentlich intensiver trainiert, wenn die Übenden sich einen nur halb mit Luft gefüllten Redondo® Ball unter den Übergang zwischen Rücken und Gesäß legen, die Übungsdurchführung aber mit herkömmlichen Bauchübungen identisch bleibt.

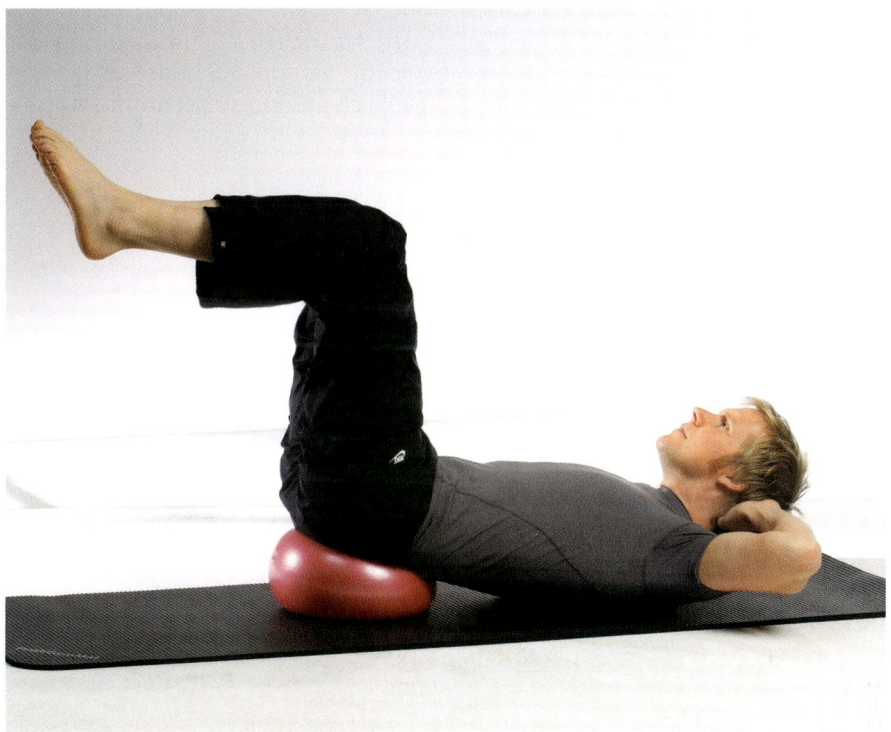

So kommt das in den letzten Jahren immer mehr an Bedeutung gewinnende, sogenannte „propriozeptive Training" in einer Sportstunde zur praktischen Anwendung. Diese Art des Trainings dient zur Verbesserung der Tiefensensibilität. Als Teilaspekt der Koordinationsschulung spielt es eine herausragende Rolle dabei, die Motorik des Menschen zu verbessern. Zur Vertiefung möchten wir an dieser Stelle auf weiterführende Literatur verweisen: Häfelinger & Schuba (2004). *Koordinationstherapie – Propriozeptives Training*. Aachen: Meyer & Meyer Verlag.

Weiterhin ist der Einsatz des mit wenig Luft gefüllten Balls im Entspannungs-bereich von großer Bedeutung. Hier sei vor allem auf Kap. 5 verwiesen, welches die wunderbare Entspannung des Hals-Nacken-Bereichs mithilfe des Redondo® Balls beschreibt.

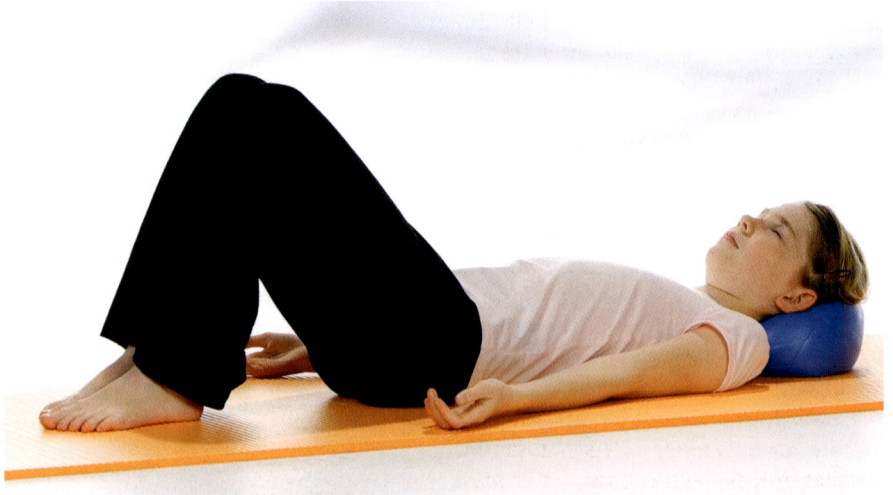

Andere Einsatzmöglichkeiten ergeben sich aus seiner Materialbeschaffenheit (vgl. Kap. 1.1). Er ist leicht, weich, verletzungsungefährlich und ist durch sei-ne Oberflächenbeschaffenheit vor allem dann gut zu greifen, wenn ihm etwas Luft fehlt. Aus diesen typischen Eigenschaften des Redondo® Balls ergeben sich viele Vorteile bei der Anwendung, die wir anhand zweier Beispiele ver-deutlichen möchten.

Beginnen möchten wir mit dem Einsatz des Redondo® Balls in jüngeren Zielgrup-pen. Wird mit Kindern das Werfen und Fangen geübt, so können schneller Lern-erfolge erzielt werden, wenn ein weicher Ball zum Einsatz kommt, der sich zusätzlich noch gut greifen lässt. Die Kinder lernen, einen Ball ohne Angst zu fan-gen. Sie erfahren, dass die Finger beim Fangen nicht wehtun, selbst wenn er hart zugeworfen wird. Probleme treten auch dann nicht auf, wenn der Ball sein Ziel verfehlt und die Kinder an unterschiedlichen Stellen des Körpers trifft. Das Vertiefen koordinativer Fähigkeiten kann somit freudvoll und vor allem angstfrei geschehen. Das Selbstvertrauen der Kinder wird gestärkt und Lernerfolge treten sehr schnell ein.

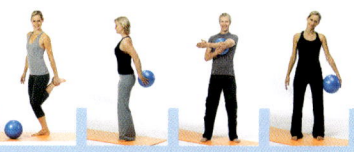

Ähnlich verhält es sich beim Einsatz des Redondo® Balls in älteren Zielgruppen. Mit zunehmendem Alter werden bei vielen Menschen die Hand- und Fingergelenke unbeweglicher, das heißt, die Fähigkeit, etwas sicher zu greifen, lässt deutlich nach. Beim Einsatz eines herkömmlichen Balls in der Sportstunde kommt es dementsprechend dazu, dass die Teilnehmer unsicher in der Handhabung werden. Das Greifen fällt ihnen schwer und der Ball fällt öfter herunter. Daraus ergibt sich, dass Übungen und Spiele weniger Spaß machen. Abhilfe kann hier geschaffen werden, indem der Redondo® Ball mit etwas weniger Luft eingesetzt wird. So ist er sehr griffig und leichter zu fangen als ein herkömmlicher Ball. Übungen können somit in dieser Zielgruppe sicher, erfolgreich und vor allem mit Spaß durchgeführt werden.

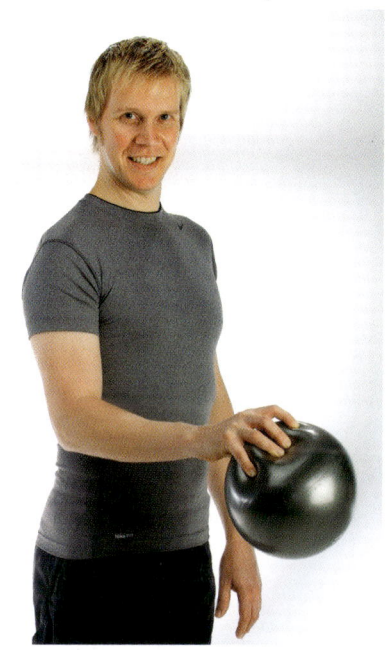

Schließlich hat der Redondo® Ball den Vorteil, dass er leicht überall hin mitgenommen werden kann. Dadurch, dass er zusammengefaltet in jede Tasche passt, ist er sowohl im Büro als auch auf Reisen ein unverzichtbarer Begleiter und so für die individuelle, effektive Anwendung bestens geeignet.

1.4   Methodisch-didaktische Empfehlungen

Ist der Redondo® Ball vollständig mit Luft gefüllt, eignet er sich für alle Spiel- und Übungsformen in der Aufwärmphase. Methodisch ist es sinnvoll, eine Übungsstunde mit dem Redondo® Ball so zu gestalten, dass in ihrem Verlauf zum Ende hin der Luftgehalt des Balls geringer wird. Natürlich kann der Ball auch nur in bestimmten Phasen einer Sportstunde, zum Beispiel in der Entspannungsphase, zum Einsatz kommen. Grundsätzlich ist es bei Gruppenarbeit im Rahmen einer inneren Differenzierung sinnvoll, den Teilnehmern jederzeit die Möglichkeit zu bieten, den Luftgehalt des Balls nach eigenem Wohlgefühl zu variieren. In Übungsstunden mit dem Redondo® Ball ist es für den Übungsleiter daher wichtig zu beachten, dass alle Teilnehmer jederzeit auf ihr Röhrchen zum Aufpusten zurückgreifen können oder die Möglichkeit bekommen, Luft aus dem Ball herauszulassen. Der Grund liegt darin, dass für alle Kräftigungsübungen gilt: Je größer der Luftgehalt des Balls, desto höher ist der Schwierigkeitsgrad und die Intensität einer Übung.

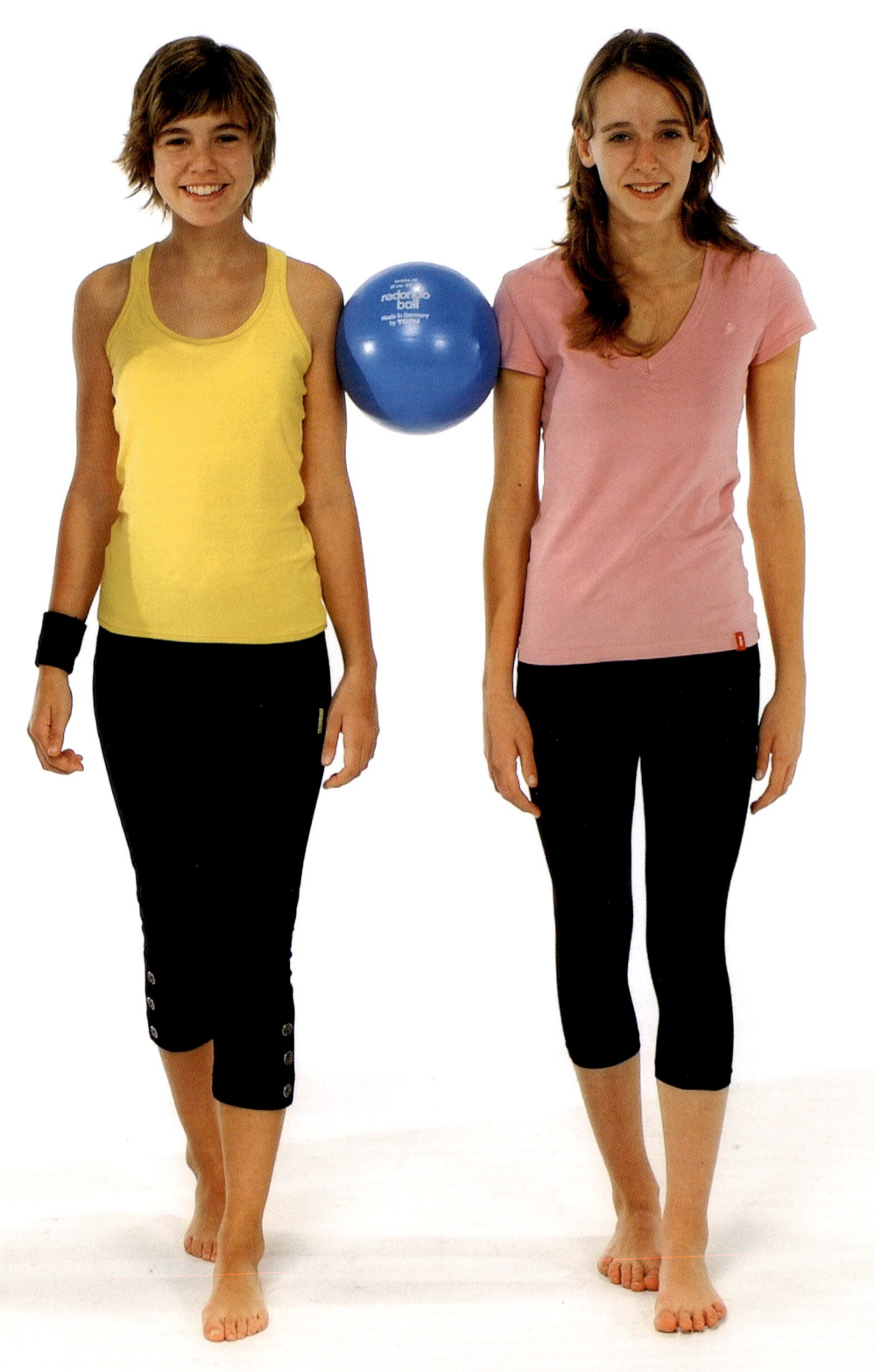

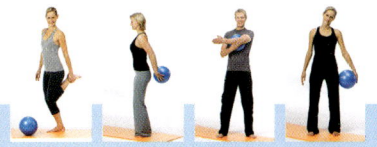

2 Erwärmung mit dem Redondo® Ball

Die erste Phase einer Sportstunde dient der körperlichen Erwärmung und der geistigen Einstimmung auf die Aktivität mit dem Ball. Zu den Zielen dieser Stundenphase gehört, neben der Anregung des Herz-Kreislauf-Systems, die Aktivierung von Muskeln und Gelenken. Darüber hinaus geht es darum, Sicherheit im Umgang mit dem Redondo® Ball zu gewinnen.

Die hier vorgestellten Übungen dienen neben der Erwärmung gleichzeitig der Koordinationsschulung. Dabei übt zunächst jeder für sich im Stand, dann in der Fortbewegung. Die dabei erlernten Fähigkeiten sind im Anschluss auf alle Partner- und Gruppenübungen übertragbar. Die zuletzt vorgestellten Spielformen (vgl. Kap. 2.4) eignen sich zusätzlich hervorragend als Stundenabschluss.

2.1   Einzelübungen

Alle Übungen zunächst im Stand durchführen.

- Den Ball in den Händen halten, ihn dann von einer Hand in die andere geben und sich dadurch mit ihm vertraut machen.
- Den Ball über dem Kopf oder hinter dem Rücken in die andere Hand übergeben.
- Ein Bein anheben und den Ball unter dem Knie durchreichen.
- Den Ball mit beiden Händen hochwerfen und wieder fangen.
- Mit der rechten oder linken Hand den Ball hochwerfen und mit beiden Händen wieder auffangen.
- Mit der rechten Hand den Ball hochwerfen und ihn nur mit der rechten Hand fangen, dann mit der linken Hand hochwerfen …
- Mit der rechten Hand den Ball hochwerfen, mit der linken Hand fangen, dann umgekehrt.
- Den Ball hochwerfen, dabei so oft wie möglich in die Hände klatschen.
- Den Ball hochwerfen, klatschen und dabei 1 x im Kreis drehen.
- Den Ball gegen die Wand werfen und wieder fangen.
- Den Ball prellen.
- Prellen mit Handwechsel.
- Den Ball unter dem angehobenen Knie durchprellen und auffangen.

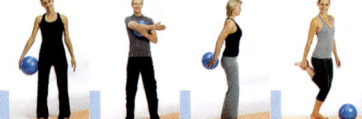
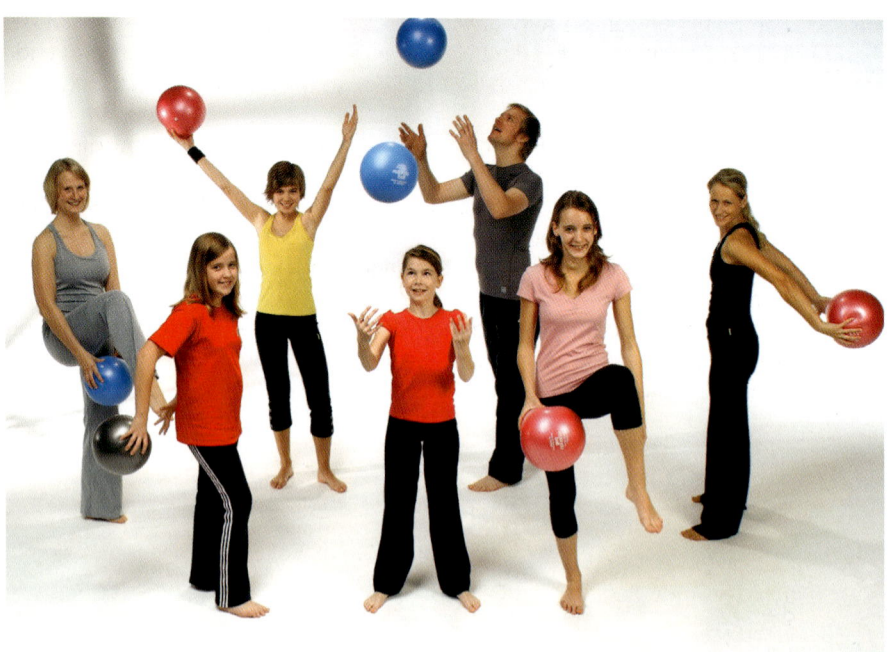

Hinweis:
Der Redondo® Ball lässt sich am besten prellen, wenn er komplett mit Luft gefüllt ist.

Die meisten der auf Seite 17 beschriebenen Übungen können nun in der Fortbewegung wiederholt werden. Es empfiehlt sich, die Bewegungen zunächst im Gehen auszuführen, dann im Laufen. Dabei sind die Bewegungsrichtungen vorwärts, seitwärts und rückwärts möglich.

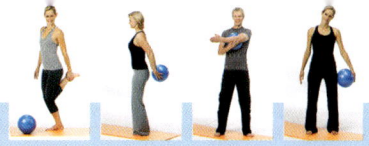
Ein weiterer Vorschlag für die Aufwärmphase einer Stunde ist das Schwingen der Arme mit dem Redondo® Ball. Diese Bewegungen bieten sich als vorbereitende Übungen zur Kräftigung und Dehnung des Schultergürtels an (vgl. Kap. 4.2).

- Im Grätschstand den Ball mit beiden Händen festhalten und die Arme hin- und herschwingen.
- Im Grätschstand den Ball mit der rechten Hand halten und vor dem Körper von rechts nach links schwingen. Den Ball mit der rechten Hand werfen und mit der linken Hand fangen. Gleiches in die andere Richtung.
- Parallelstand, Bounce-Bewegung, d. h. Knie und Hüfte beugen und strecken, dabei die Arme vor- und zurückschwingen. In der Streckphase den Ball von einer Hand in die andere geben.

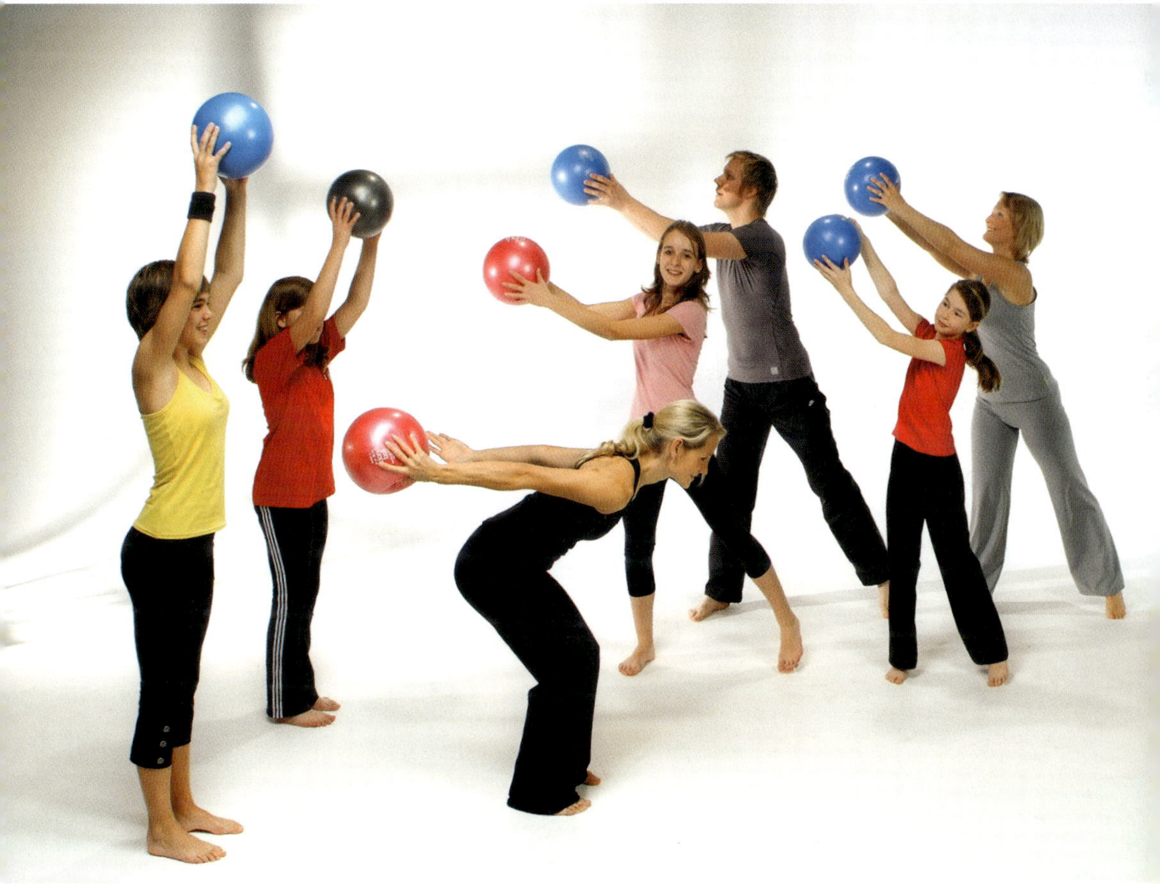

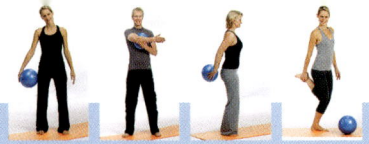
2.2   Partnerübungen

Partnerübungen am Platz – ein Redondo® Ball pro Paar

ⓘ Sicherheitshinweise:
Um Unfälle zu vermeiden, sollten Bälle, die nicht benötigt werden, in einem kleinen Kasten oder hinter einer Bank sicher verstaut werden!

Gib deinem Partner eine Chance! Wirf den Ball erst dann zu, wenn du Blickkontakt mit dem Partner aufgenommen hast.

- Die Paare werfen sich den Redondo® Ball mit beiden Händen zu und fangen ihn auch wieder mit beiden Händen.

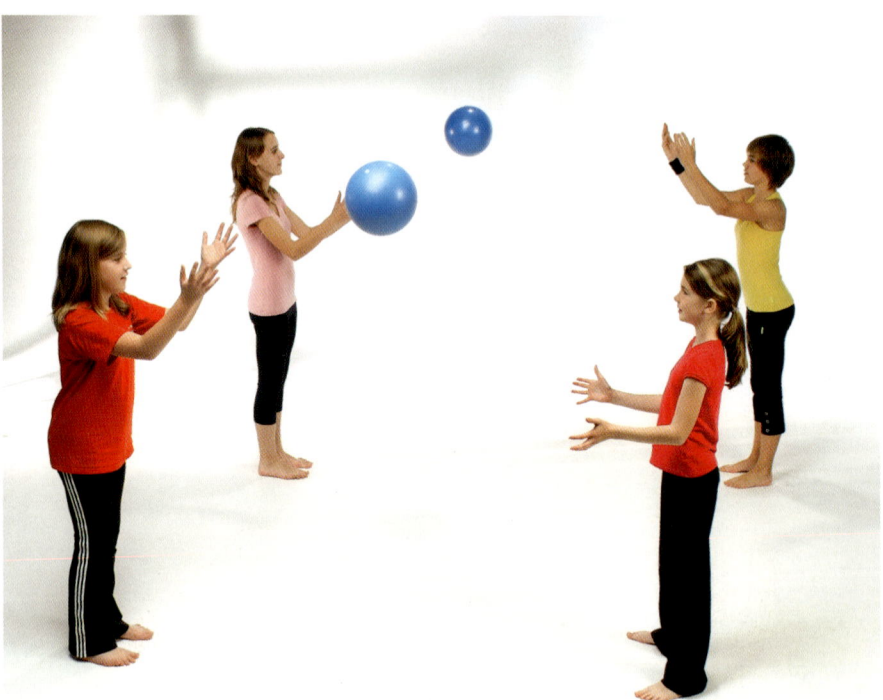

- Dann den Ball nur mit der rechten Hand zuwerfen und mit beiden Händen fangen.
- Mit der linken Hand zuwerfen und mit beiden Händen fangen.

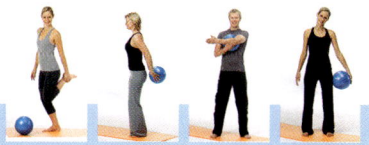

- Mit der rechten Hand werfen und mit der rechten Hand fangen, dann mit der linken Hand zuwerfen …
- Den Ball unter dem angehobenen Knie zum Partner werfen.
- Den Ball zum Partner „kegeln" (Achtung! Rückengerecht, d. h. in die Knie gehen und den Rücken möglichst gerade halten!).
- Den Ball zum Partner prellen.
- Mit dem Rücken zum Partner stehen und den Ball durch die gegrätschten Beine rollen.

Partnerübungen am Platz – zwei Redondo® Bälle pro Paar

Jeder Partner hat einen Ball.

- Die Bälle auf ein vereinbartes Zeichen hin nun gleichzeitig zuwerfen und fangen.
- Den Ball nur mit der rechten Hand werfen und fangen, dann mit der linken Hand …
- Ein Partner wirft den Ball immer hoch zu, der andere niedrig, dann umgekehrt.
- Ein Partner wirft den Ball zu, der andere Partner rollt ihn mit dem Fuß zu.

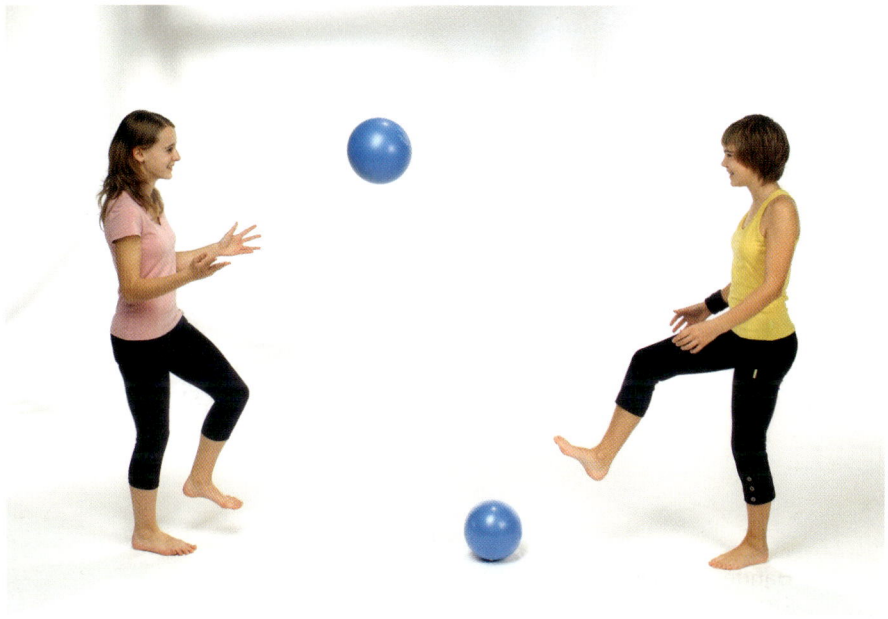

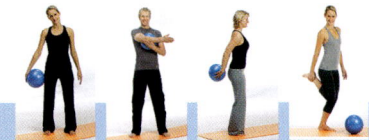

• Ein Partner hält beide Bälle fest und wirft sie dann gleichzeitig zu seinem gegenüberstehenden Partner.

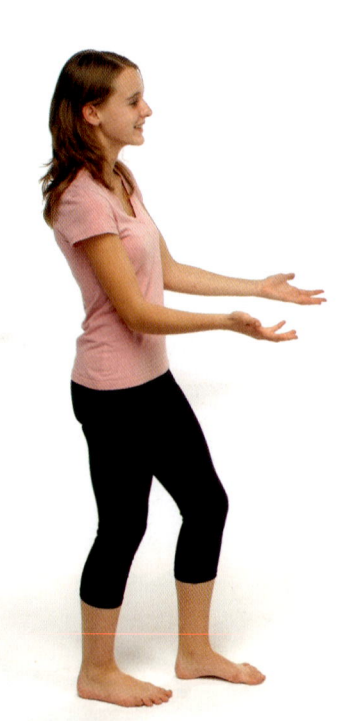

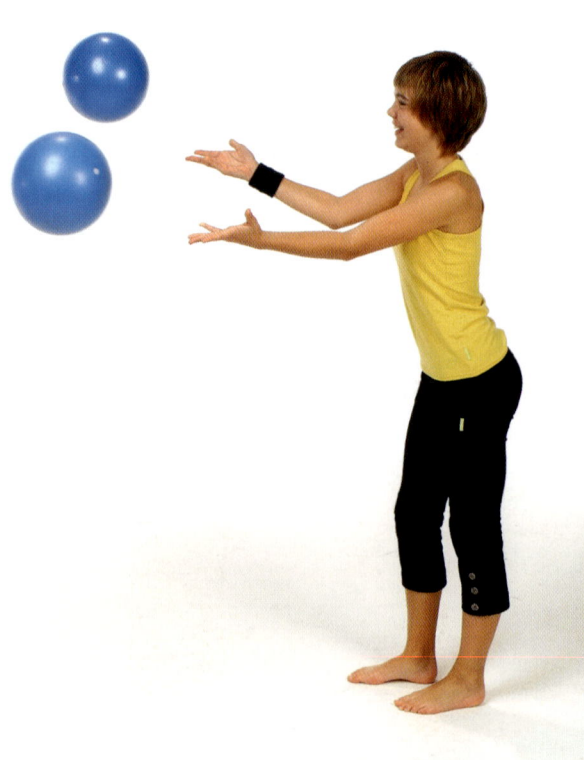

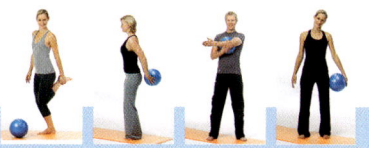
Partnerübungen in der Fortbewegung – ein Redondo® Ball pro Paar
(vgl. Kap. 3.1.2)

Die Paare nehmen den Redondo® Ball in der Fortbewegung

- zwischen die Schultern,
- zwischen die Hüften,
- halten ihn mit ihren Köpfen,
- und klemmen ihn zwischen den Knien ein.

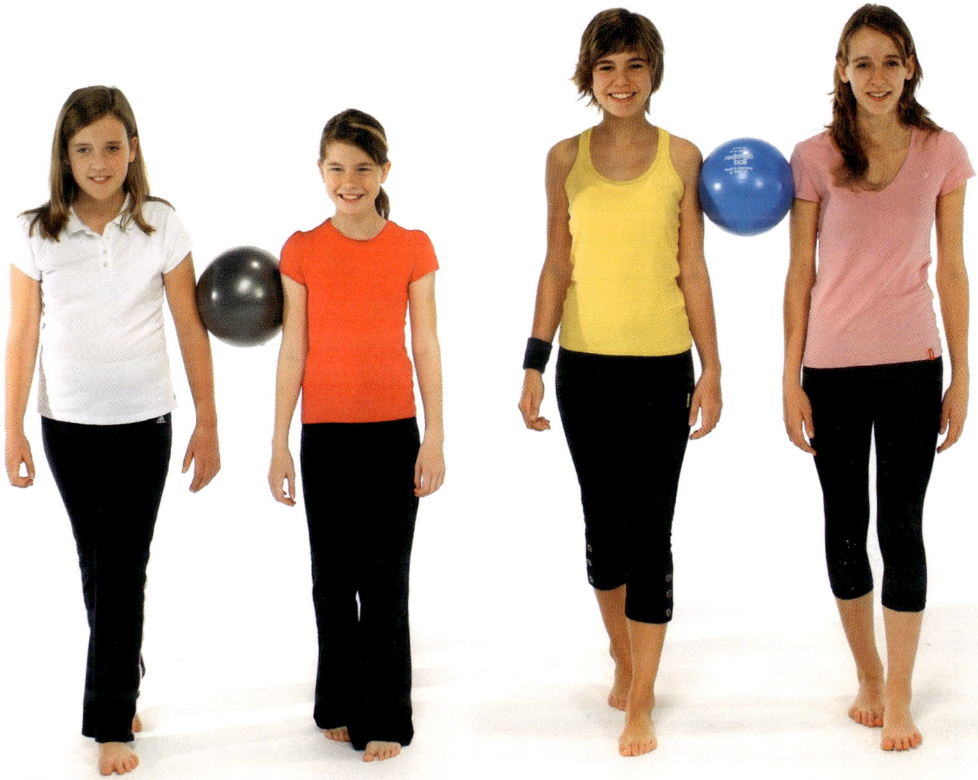

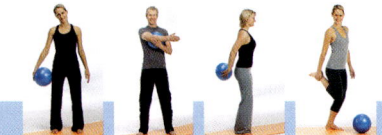
Alle Teilnehmer bewegen sich durcheinander im Raum, die jeweiligen Partner werfen sich den Ball zu.

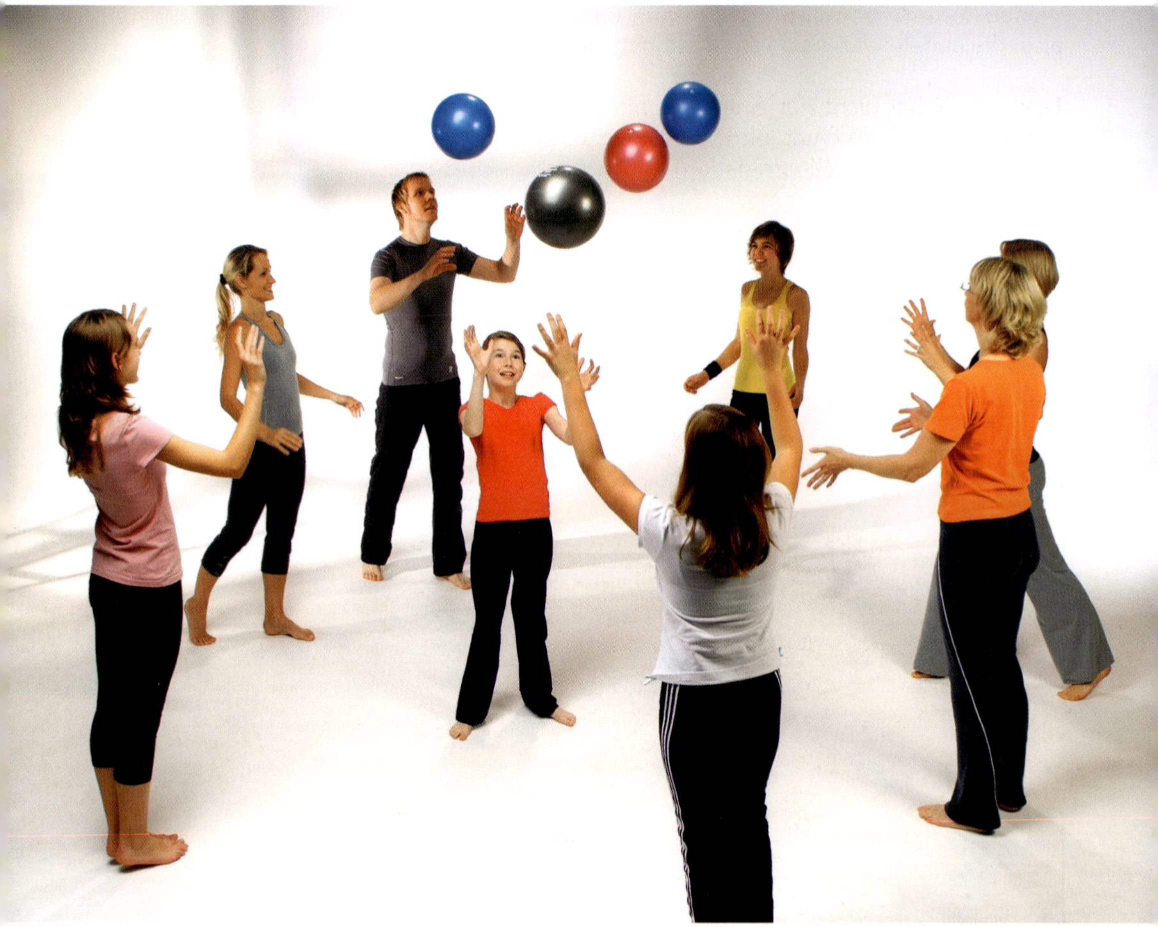

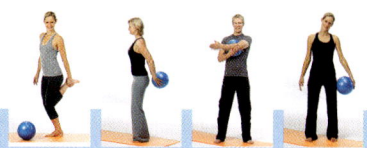
Einen schönen Abschluss für die Partnerarbeit bietet folgendes Spiel:

Jeweils einer der Partner hält einen Ball fest und bildet mit den anderen „Ballbe-sitzern" einen Außenstirnkreis (Blick nach außen) in der Mitte des Raums. Der dazugehörige Partner stellt sich ihm gegenüber auf. Der Ball wird nun zugewor-fen und wieder zurückgeworfen. Dann geht der Partner, der im äußeren Kreis steht, nach rechts zum nächsten Partner weiter. Wieder wird ihm der Ball zuge-worfen, er wirft ihn zurück usw. Nur die Partner, die außen stehen, bewegen sich also, die anderen bleiben am Platz. Nach einiger Zeit wird gewechselt.

Dieses Spiel hat nicht nur einen besonderen Spaßcharakter. Zusätzlich wird das genaue Zuspiel geschult und nicht zuletzt die Rhythmisierungsfähigkeit und Anpassungsfähigkeit (Koordination).

Geübte Gruppen machen diese Bewegungsform im schnellen Seitgalopp. Sie finden einen Gruppenrhythmus.

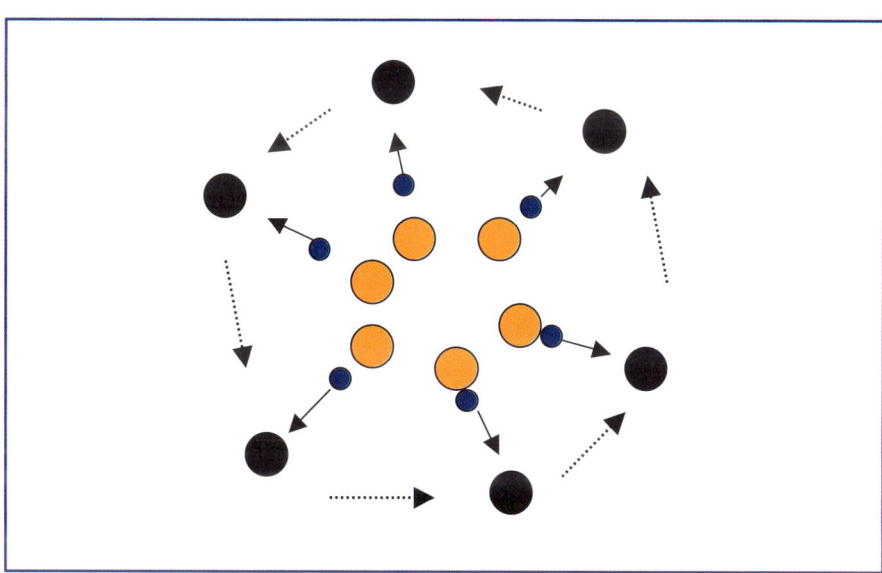

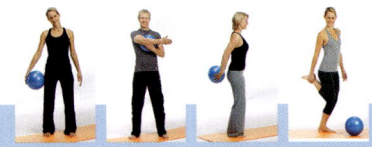
2.3   Gruppenübungen mit Musikeinsatz

Jeder Teilnehmer hat einen Ball. Die Gruppe stellt sich im Kreis oder in einer Block-formation auf.

An dieser Stelle möchten wir einige Anregungen geben, aus welchen Elementen eine Choreografie zusammengestellt werden kann.

Hinweis:
Die einzelnen Übungen können im Rhythmus der Musik, ohne eine strenge Reihenfolge, durchgeführt werden. Dies empfiehlt sich vor allem bei sportungeübten Teilnehmern zur Schulung der Koordination.

Für erfahrene Sportler können kleine Choreografien zum Aufwärmen eine willkommene Abwechslung bieten. Selbstverständlich ist im Sinne der Ausdauerschulung auch eine komplette Aerobicstunde mit dem Redondo® Ball möglich.

Folgende Übungen werden im Rhythmus der Musik durchgeführt, zunächst am Platz, dann in Kombination mit verschiedenen Schritten.

- Auf der Stelle gehen, der Ball wird im Rhythmus der Musik von einer Hand in die andere gegeben. Die Ballübergabe findet in verschiedenen Körperebenen statt.
- Der Ball wird im Takt der Musik um den Körper gekreist.
- Der Ball wird mit beiden Händen gehalten und vor dem Körper gekreist.
- Mittels einer Hoch- und Tiefbewegung der Beine wird der Ball bei der Hochbewegung bis unter das Kinn geführt, bei der Abwärtsbewegung bis zum Becken.
- Bouncen (Knie und Hüfte beugen), den Ball dabei prellen.
- Den Ball während des Bouncens mit beiden Händen zusammendrücken.
- Den Ball mit einer Hand halten und im Halbkreis vor den Körper führen (Halbmond), dabei das Gewicht von einem Fuß auf den anderen verlagern.
- Den Ball mit zwei Händen halten und in einem ganzen Kreis vor den Körper führen (Vollmond), auch dabei das Gewicht verlagern. Zusätzlich einen Step Touch (seitlicher Anstellschritt) durchführen, zunächst gegangen, dann gesprungen.
- V-Schritt (die Form eines Vs gehen), dabei den Ball mit beiden Händen festhalten und die Arme über Kopfhöhe von rechts nach links bewegen.

- Squats (seitlicher Ausfallschritt) nach rechts und links, dabei wird der Ball über Kopf von einer in die andere Hand übergeben oder mit beiden Händen vor dem Körper zusammengedrückt.
- Leg Curls (Ferse zum Gesäß), der Ball wird hinter dem Rücken gehalten und wechselseitig von den Fersen berührt.
- Knee Lift (Knie anheben), dabei wird der Ball mit den Händen wechselseitig zu den Knien geführt.

Hinweis:
Das Musiktempo sollte dem Könnensstand der Teilnehmer angepasst sein. Empfehlung: Ein Tempo von 120 bpm (Schläge pro Minute) zunächst nicht überschreiten.

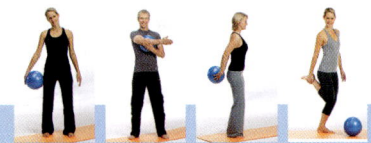
2.4   Spiele und Spielformen

1.) 8-10 Teilnehmer stellen sich in einem Kreis auf. Benötigt wird ein Redondo® Ball. Bei einer Großgruppe wird mit 2-3 Bällen gespielt.

- Den Ball einem anderen Teilnehmer zuwerfen und ihn mit Namen benennen.
- Den Ball zuwerfen, dann mit dem Fänger den Platz tauschen (durch die Mitte des Kreises gehen).
- Den Ball einem anderen Teilnehmer zuwerfen, dann um den Kreis herumgehen und sich wieder auf den eigenen Platz stellen.

Hinweis:
Dieses Spiel eignet sich besonders gut als Kennenlernspiel. Es kann auch in verschiedenen Gangarten (Gehen, Joggen) und Bewegungsrichtungen (rückwärts, seitwärts) durchgeführt werden.

Bevor der Richtungswechsel stattfindet, bitte warten, bis alle an ihrem Platz angekommen sind!

2.) Die Gruppe teilt sich in zwei Kreise auf. Den Ball jemandem aus dem eigenen Kreis zuwerfen, zunächst um die eigene Gruppe laufen, dann zur anderen Gruppe. Dort einen Platz im Kreis einnehmen.

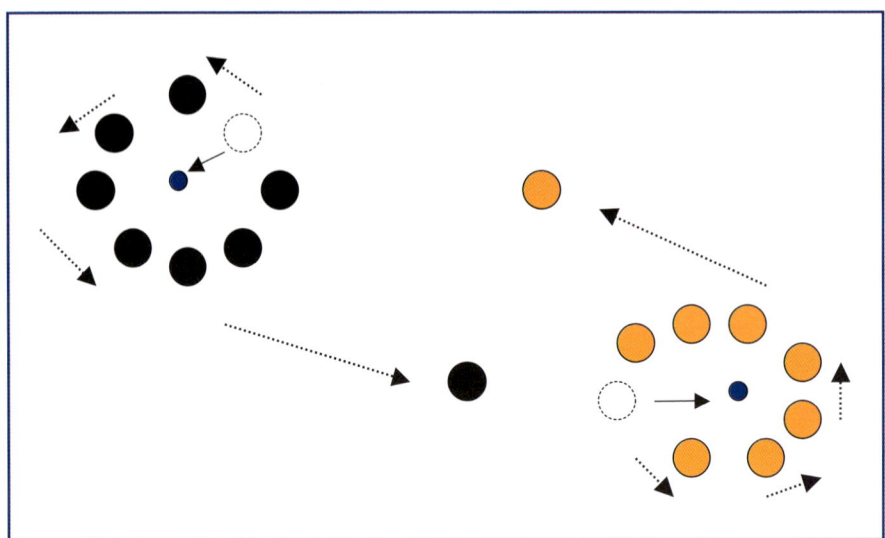

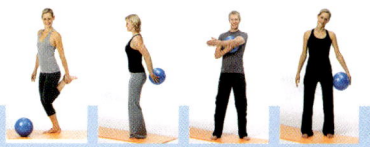

3.) „Chaosball"
Ein Spiel ohne Wettkampfcharakter mit dem Redondo® Ball.

Die Gruppe bildet einen Innenstirnkreis. Alle Bälle liegen beim Gruppenleiter (z. B. 12 Teilnehmer → 6-8 Bälle).

Alle Teilnehmer heben die Hände. Der Gruppenleiter wirft einem Teilnehmer einen Ball zu, z. B. zu Peter. Peter fängt den Ball und wirft Gisela den Ball zu. Peter lässt nun seine Hände unten. Der Ball wird so oft geworfen, bis jeder Teilnehmer den Ball 1 x gefangen hat. Ein Durchgang ist beendet, wenn der Gruppenleiter den Ball vom letzten Teilnehmer gefangen hat. Jeder merkt sich, von wem er den Ball bekommen hat und zu wem er den Ball wirft. Also, Peter wirft immer zu Gisela usw ... Nun kommen nach und nach immer mehr Bälle ins Spiel.

Variationen:
*   Die Reihenfolge rückwärts laufen lassen.
*   Die Bälle werden nach Farben sortiert. Rote Bälle werden in der Reihenfolge vorwärts geworfen, bei blauen Bällen geht die Reihenfolge rückwärts.
*   Die Gruppe bleibt nicht im Kreis stehen, sondern bewegt sich frei im Raum, die Reihenfolge des Zuwerfens bleibt erhalten.

ⓘ **Hinweis:**
Es erleichtert das Fangen, wenn ein wenig Luft aus den Bällen herausgelassen wird!

4.) Der Redondo® Ball ist für Abwurf- und Fangspiele, wie z. B. für Völkerball und Brennball, besonders geeignet, wenn man mit ungeübten Teilnehmern oder Kindern spielt.

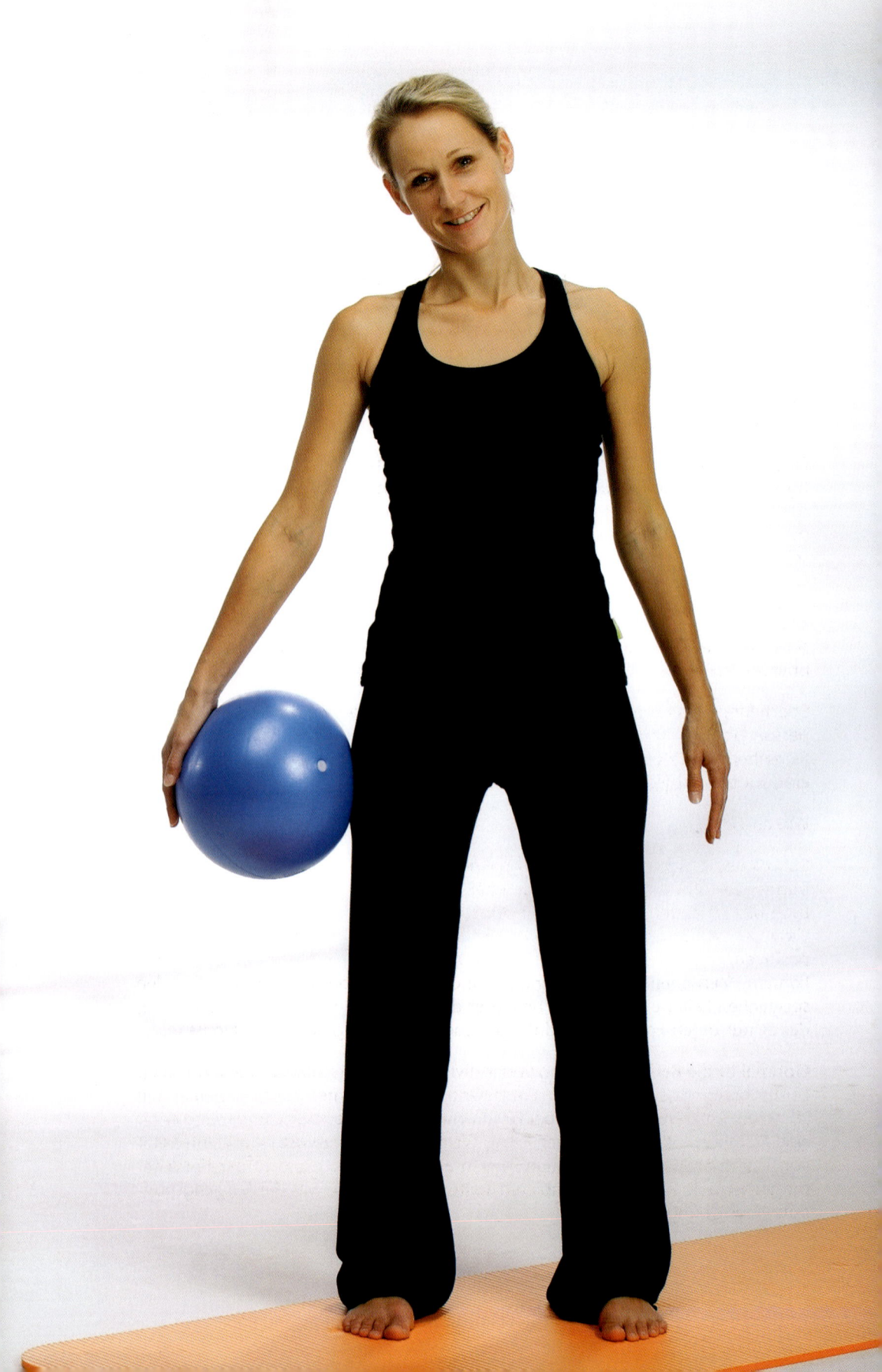

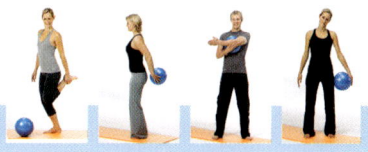

3 Körperwahrnehmung

Die Körperwahrnehmung bildet die Grundlage aller Übungen. Erst wenn man seinen eigenen Körper spürt und wahrnehmen kann, machen alle Übungen einen Sinn. Dies gilt sowohl für die Kräftigung als auch für Dehnung und Entspannung. Daher empfehlen wir, Körperwahrnehmungsübungen mit Sportungeübten oder Wiedereinsteigern besonders regelmäßig und gezielt durchzuführen. Aber auch Menschen, die schon lange im Sport aktiv sind, sollten sich ihren Körper immer wieder bewusst machen.

Da jeder Mensch unterschiedlich ist, sollte dies auch im Sportbereich Berücksichtigung finden. Die bewusste Auseinandersetzung mit dem eigenen Körper zeigt dem Übenden seine eigenen Fähigkeiten und Vorlieben auf. Mit Unterstützung des Übungsleiters sollte es für jeden individuell möglich sein, zu entdecken, was sein Körper leisten kann, was er als angenehm empfindet, aber auch, wo seine Grenzen sind.

Einige Menschen geben diese Verantwortung aber gerne an andere ab. Die kritische Auseinandersetzung mit dem eigenen Körper findet hier oft nicht statt, obwohl man eigentlich spürt: „Das bekommt mir nicht!"

Sportlehrer und Übungsleiter stellen innerhalb einer Sportgruppe eine Autoritätsperson dar. Sie arbeiten nach bestem Wissen und Gewissen, können aber mit Sicherheit nicht ermessen, welche Wiederholungszahl oder welche Intensität einer Übung für jeden Einzelnen optimal ist.

Wie auch?

Sportliches Handeln macht erst dann einen Sinn, wenn Auswirkungen von Bewegungen gespürt werden. Die Teilnehmer sollen lernen, ihren Körper nicht nur zu bestimmten Zeiten, in bestimmten Abläufen zu trainieren, um beispielsweise ihr Gewissen zu beruhigen. Das Ziel einer sportlichen Aktivität besteht darin, die positiven, physischen und psychischen Auswirkungen zu erfahren, denn dadurch können Menschen zu lebenslangem Sporttreiben motiviert werden. Für den sportlichen Leiter einer Gruppe bedeutet dies eine besonders hohe Anforderung, der er nur durch Erfahrung und didaktische Kenntnisse gerecht werden kann.

Optimal ist die Berücksichtigung von individuellen Unterschieden des sportlichen Leistungsvermögens innerhalb einer Gruppe im Rahmen einer sogenannten „inneren Differenzierung". Dabei bekommen alle Teilnehmer vom Übungsleiter eine Richtlinie, entscheiden aber selbst, welche Wiederholungszahl und Intensität von Übungen für sie die Richtige ist. Ein anderer Aspekt ist, dass der Kursleiter möglichst viele Alternativen anbieten sollte, zum Beispiel, was die Ausgangsposition einer Übung angeht.

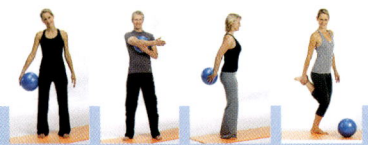
Übt man in der Rückenlage, so wird man öfter, gerade von älteren Teilnehmern, hören, dass sie in dieser Position nicht lange liegen können. Bei einem Entspannungstraining in der Rückenlage kann für sie also sicher kein optimaler Entspannungseffekt eintreten. Wird den Übenden jedoch freigestellt, sich für eine andere Position zu entscheiden, wie zum Beispiel den Sitz, so bleibt für jeden Einzelnen genügend Raum, die bestmögliche Entspannung herbeizuführen.

Schließlich bietet das Volumen des Redondo® Balls eine hervorragende Möglichkeit der „inneren Differenzierung". Das Volumen des Balls kann individuell verändert werden, ohne dabei den Übungsablauf in der Gesamtgruppe zu stören (vgl. Kap. 1.4).

Zur Schulung der Körperwahrnehmung dienen neben den im Folgenden beschriebenen Übungen auch alle gymnastischen Übungen und Entspannungsübungen. Dabei kommt es darauf an, einen Vergleich zwischen dem Zustand des Körpers vor und nach einer Übung zu ziehen, damit die Teilnehmer einen Unterschied wahrnehmen können. Den „Ist-Zustand" des Körpers bestimmt jeder Einzelne für sich. Dies wird durch Fragestellung seitens des Übungsleiters festgestellt.

Beispiel Rückenlage:

- Wie liegt Ihr Körper auf dem Boden auf?
- Mit welchen Stellen berührt er den Boden?
- Wo fühlen Sie Anspannungen?
- Können Sie diese Anspannungen bewusst lösen?
- Empfinden Sie die Rückenlage als angenehm?
- usw.

Im Anschluss wird mit dem Redondo® Ball als Unterlage geübt. Nehmen wir hier das Beispiel „Mobilisierung der Wirbelsäule" (vgl. Kap. 4.5.1).

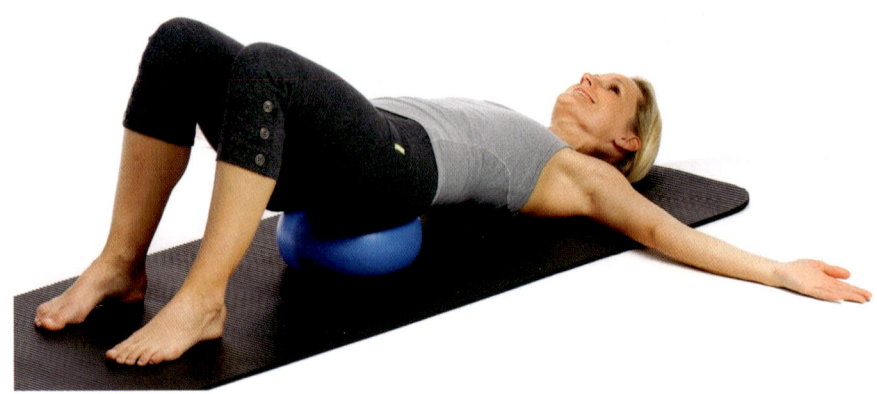

Ist eine Übungsfolge abgeschlossen, wird der Ball unter dem Körper entfernt. Es folgt wiederum eine Bestandsaufnahme des Körperempfindens.

- Wie liegt der Körper nun auf dem Boden auf?
- Spüren Sie einen Unterschied?
- Haben Sie das Gefühl, dass der Rücken nun mit mehr Auflagefläche den Boden berührt?
- Ist dieses Gefühl angenehm?
- usw.

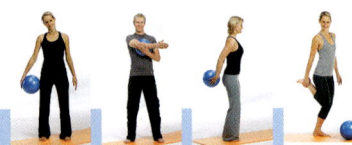
3.1 Übungen zur Körperwahrnehmung

3.1.1 Einzelübungen

Zum Einstieg in die Thematik der Körperwahrnehmungsschulung bekommt jeder Teilnehmer einen Ball.

Dieser wird über den gesamten Körper gerollt. Dabei soll geprüft werden, welche Stellen des Körpers dieses Abrollen als besonders angenehm empfinden.

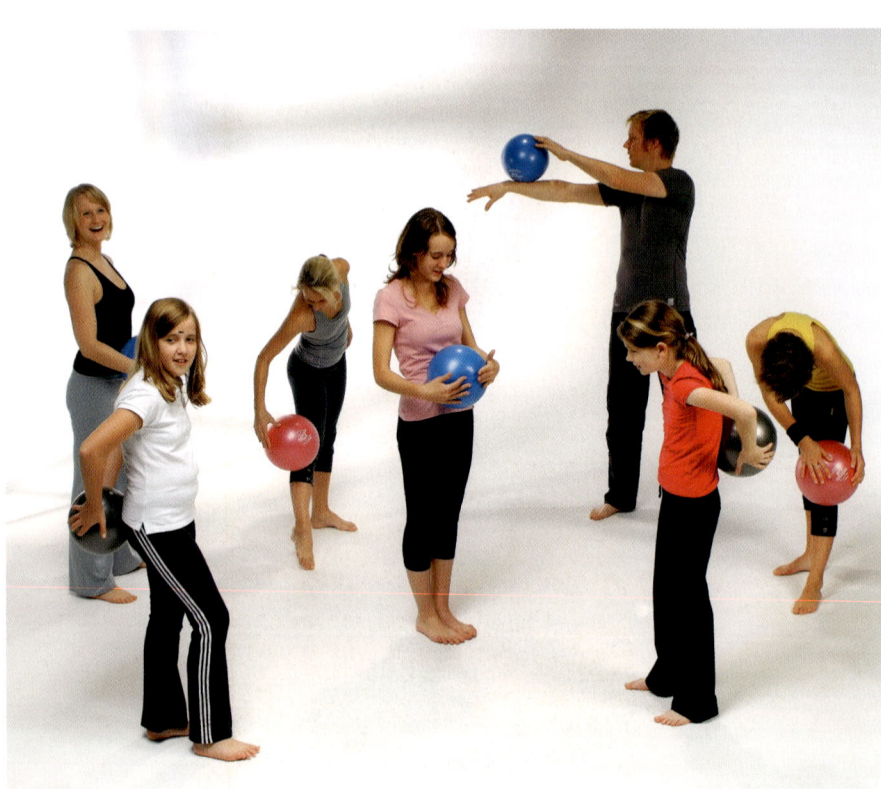

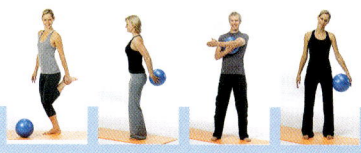

Im Anschluss lehnt sich jeder Teilnehmer an eine Wand. Der Redondo® Ball wird zwischen ihm und der Wand in verschiedenen Ebenen eingeklemmt, dabei hängen die Arme locker herunter:

- Lendenwirbelsäule,
- Brustwirbelsäule und
- Halswirbelsäule.

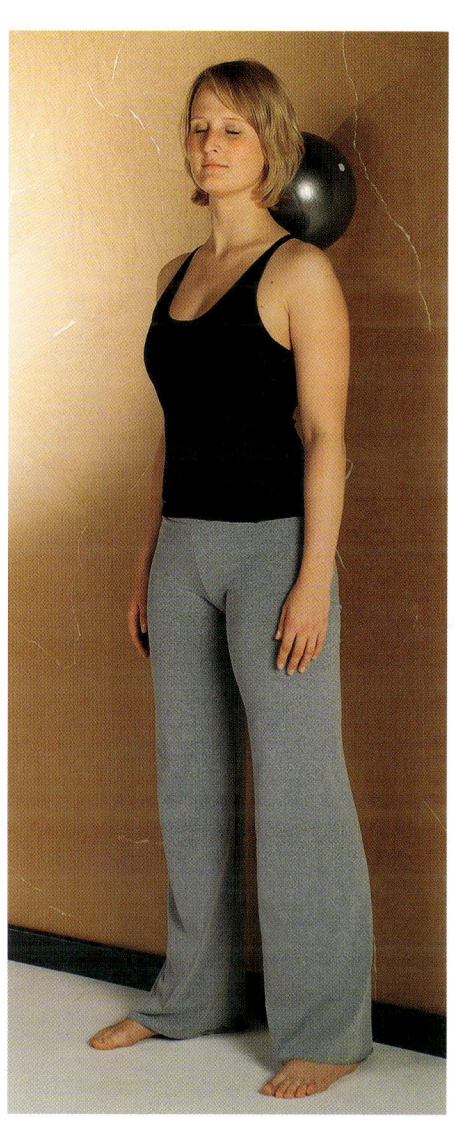

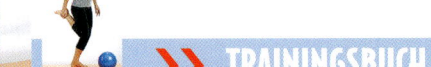
In jeder Ebene wird der Körper gegen den Ball gelehnt, dabei wird Druck gegen den Ball ausgeübt. Im Anschluss werden leichte Drehbewegungen von rechts nach links, kreisende Bewegungen und schließlich Hoch-/Tiefbewegungen durchgeführt, d. h., die Beine werden leicht gebeugt und wieder gestreckt.

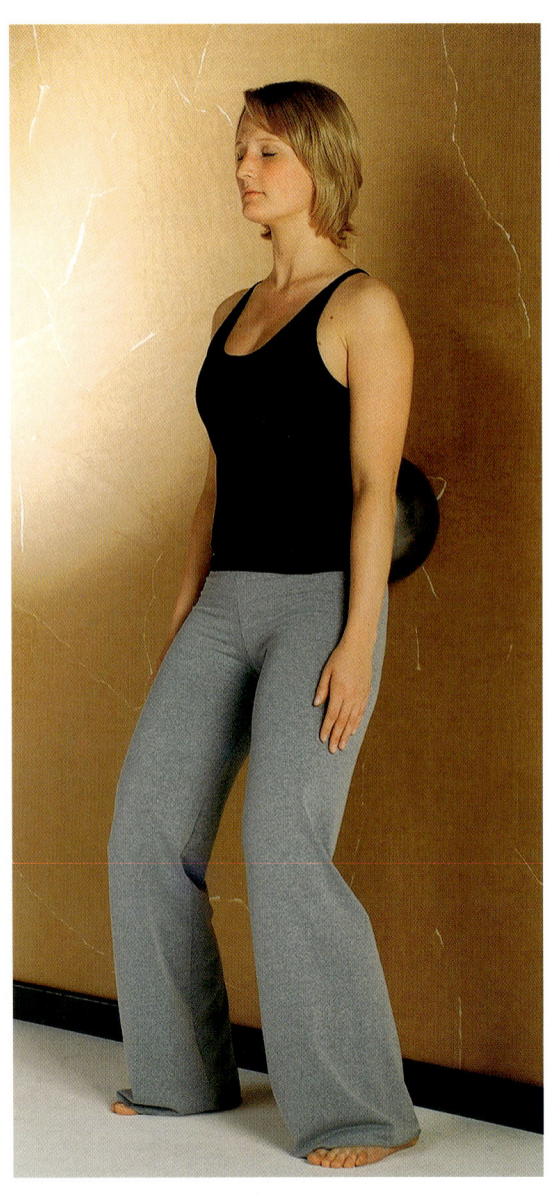

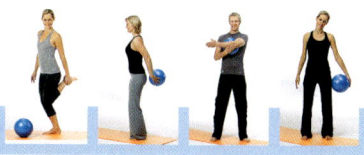

Danach werden die Teilnehmer angehalten, für sich zu entscheiden, in welcher Ausführung sie diese Eigenmassage als besonders wohltuend empfunden haben. Jeder soll nun die Übung, die er als die angenehmste empfunden hat, wiederholen.

Hinweis:
Zur Steigerung der Effektivität von Übungen zur Körperwahrnehmung sollten die Augen möglichst geschlossen werden. Ratsam ist es jedoch, die Entscheidung darüber jedem selbst zu überlassen.

3.1.2   Partnerübungen

Hinweis:
Die folgenden Übungen fördern neben der Körperwahrnehmung besonders die Kommunikation und sind daher als Einstieg in eine Sportstunde hervorragend geeignet (vgl. Kap. 2.2).

- Jedes Paar erhält einen Redondo® Ball. Dieser wird in verschiedenen Ebenen zwischen ihren Körpern eingeklemmt (Schultern, Hüften, Knie usw.). Dabei gehen sie durch den Raum. Alle Bewegungsrichtungen sind möglich: vorwärts, rückwärts und seitwärts.

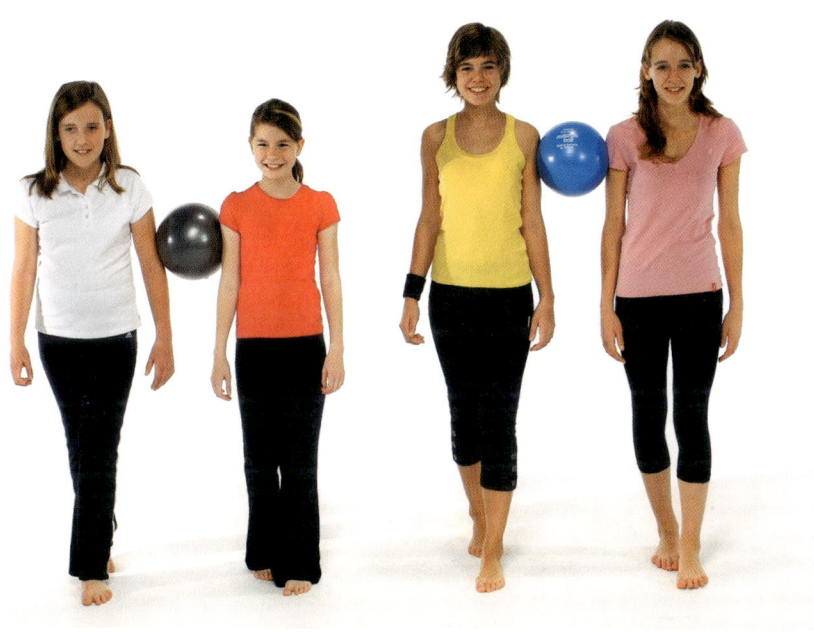

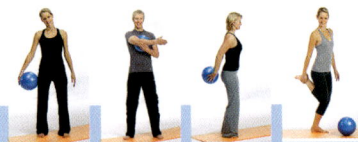
- Gleiches erfolgt Rücken an Rücken, dabei geht ein Partner vorwärts, der andere rückwärts oder beide gehen seitwärts.
- Ein Partner hat den Ball am Rücken, der andere vor der Brust. Auch hier sind alle Bewegungsrichtungen möglich.
- Die Paare lehnen ihre Stirn gegen den Ball und bewegen sich durch den Raum.
- Die Paare bleiben am Platz und schließen möglichst die Augen. Der Redondo® Ball wird zwischen ihren Rücken eingeklemmt.

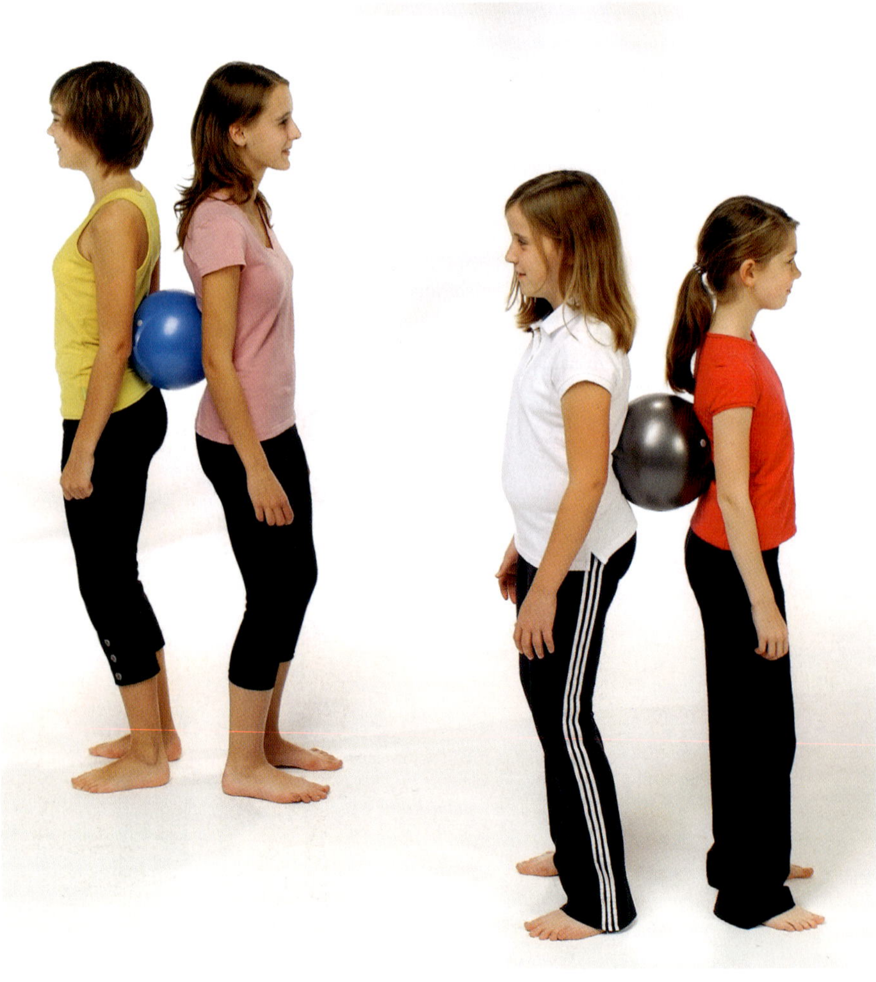

- Die Partner beugen und strecken die Beine im Wechsel, sodass es zu einer Hoch-/Tiefbewegung kommt.

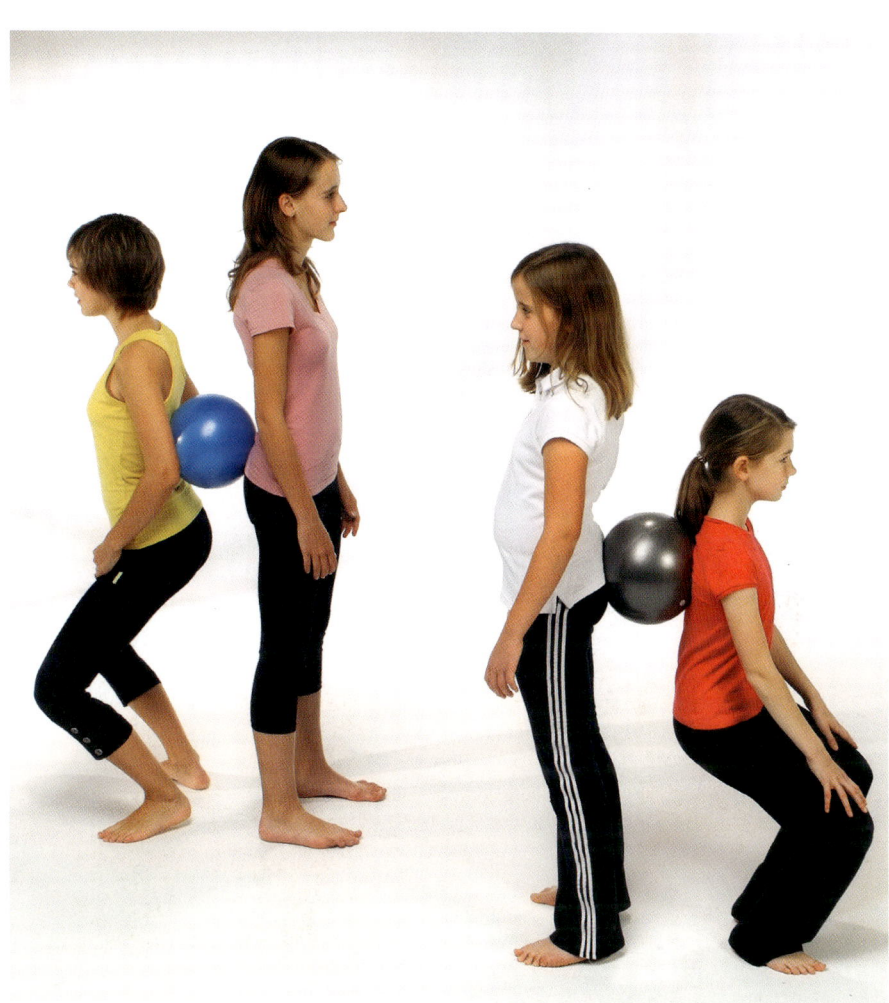

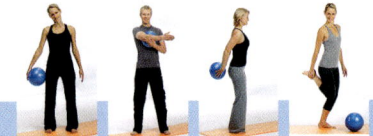
- Beide Partner bewegen ihren Rumpf entgegengesetzt von rechts nach links, die Arme hängen locker neben dem Körper.
- Sie machen eine Drehung um 360°, ohne den Kontakt zum Ball zu verlieren. Die Arme werden dabei nach oben gestreckt.

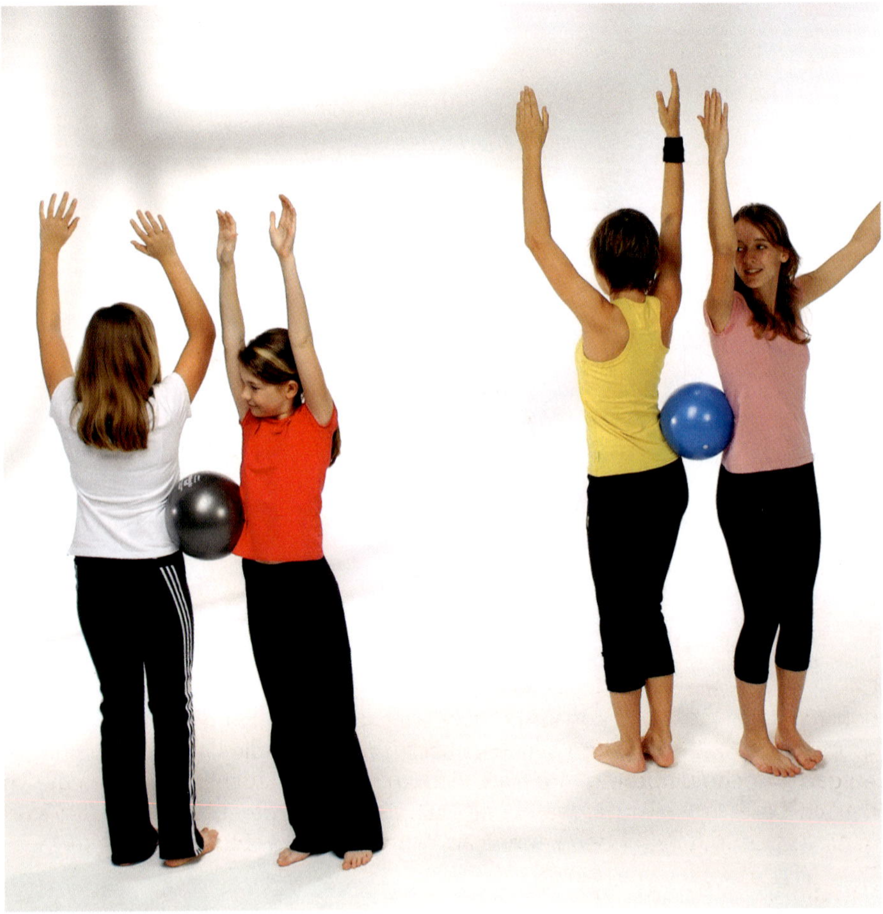

Hinweis:
Die oben genannten und die im Folgenden beschriebenen Übungen dienen der koordinativen Schulung, insbesondere der Anpassungsfähigkeit.

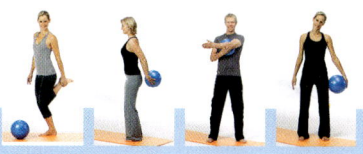

3.1.3 Gruppenübungen

Jedes Gruppenmitglied hat einen Redondo® Ball. Der Übungsleiter ruft eine Zahl. Entsprechend der gerufenen Zahl finden sich Kleingruppen zusammen (ähnlich wie beim „Atomspiel"). Diese haben nun die Aufgabe, ihre Bälle zwischen Bauch und Rücken einzuklemmen, sodass sie zunächst in kurzen Schlangen hintereinander hergehen.

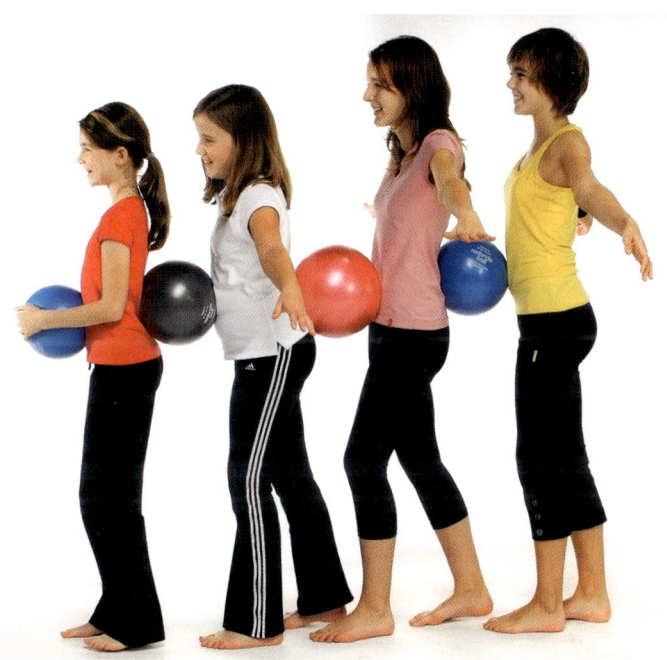

Der Erste in der Schlange hält seinen Ball vor dem Körper fest. Auf Zuruf einer höheren Zahl finden sich nun immer größere Gruppen zusammen, bis die gesamte Gruppe eine lange Schlange bildet. Zunächst bekommt die Großgruppe nun die Aufgabe, Hoch-/Tiefbewegungen am Platz zu machen. Anschließend bewegt sich die Schlange vorwärts, rückwärts oder seitwärts durch den Raum. Auch Kreisformationen oder Spiralformen können als Raumwege erprobt werden.

Variation:
Wie bei den Partnerübungen ist es auch hier möglich, den Ball in verschiedenen Körperebenen zwischen den Übenden einzuklemmen.

ⓘ **Hinweis:**
Je kleiner die Gruppen sind, desto leichter sind die Aufgaben zu bewältigen. Zur Einstimmung in eine Sportstunde empfehlen wir zusätzlich den Einsatz von Musik.

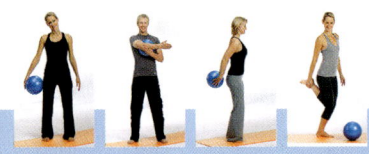
3.2   Gleichgewichtsschulung

Eine der wichtigsten koordinativen Fähigkeiten ist die Gleichgewichtsfähigkeit. Eine gute Gleichgewichtsfähigkeit vermindert unter anderem das Sturzrisiko. Daher ist es insbesondere für Menschen höheren Alters bedeutsam, diese Fähigkeit laufend zu schulen.

Darüber hinaus erleichtert sie die Kontrolle von Bewegungen. Wir halten es deswegen in allen Altersgruppen für dringend notwendig, gezielte Übungen zur Schulung der Gleichgewichtsfähigkeit durchzuführen.

Aus methodisch-didaktischen Gesichtspunkten empfiehlt es sich, die Gleichgewichtsschulung immer in den ersten Teil einer Sportstunde zu legen, da eine gewisse Konzentration erforderlich ist. Dennoch ist die Schulung des Gleichgewichts meist mit viel Spaß verbunden und zusätzlich hervorragend zur Körperwahrnehmungsschulung geeignet.

3.2.1   Einzelübungen

ⓘ **Hinweis:**
Jede Übung wird mit beiden Körperseiten durchgeführt!

Alle Teilnehmer stehen im Einbeinstand.

- Den Redondo® Ball um den Körper kreisen.
  Dabei wird er vor und hinter dem Körper von einer Hand in die andere gereicht.
- Zusätzlich wird das Spielbein vor- und zurückgeführt.
- Unter dem angehobenen Knie wird der Ball durchgereicht.

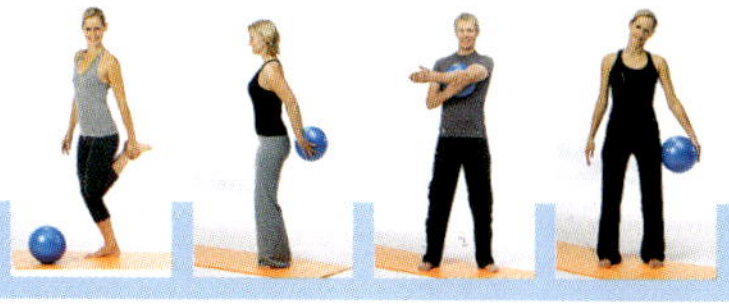

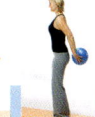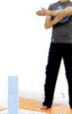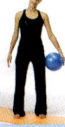

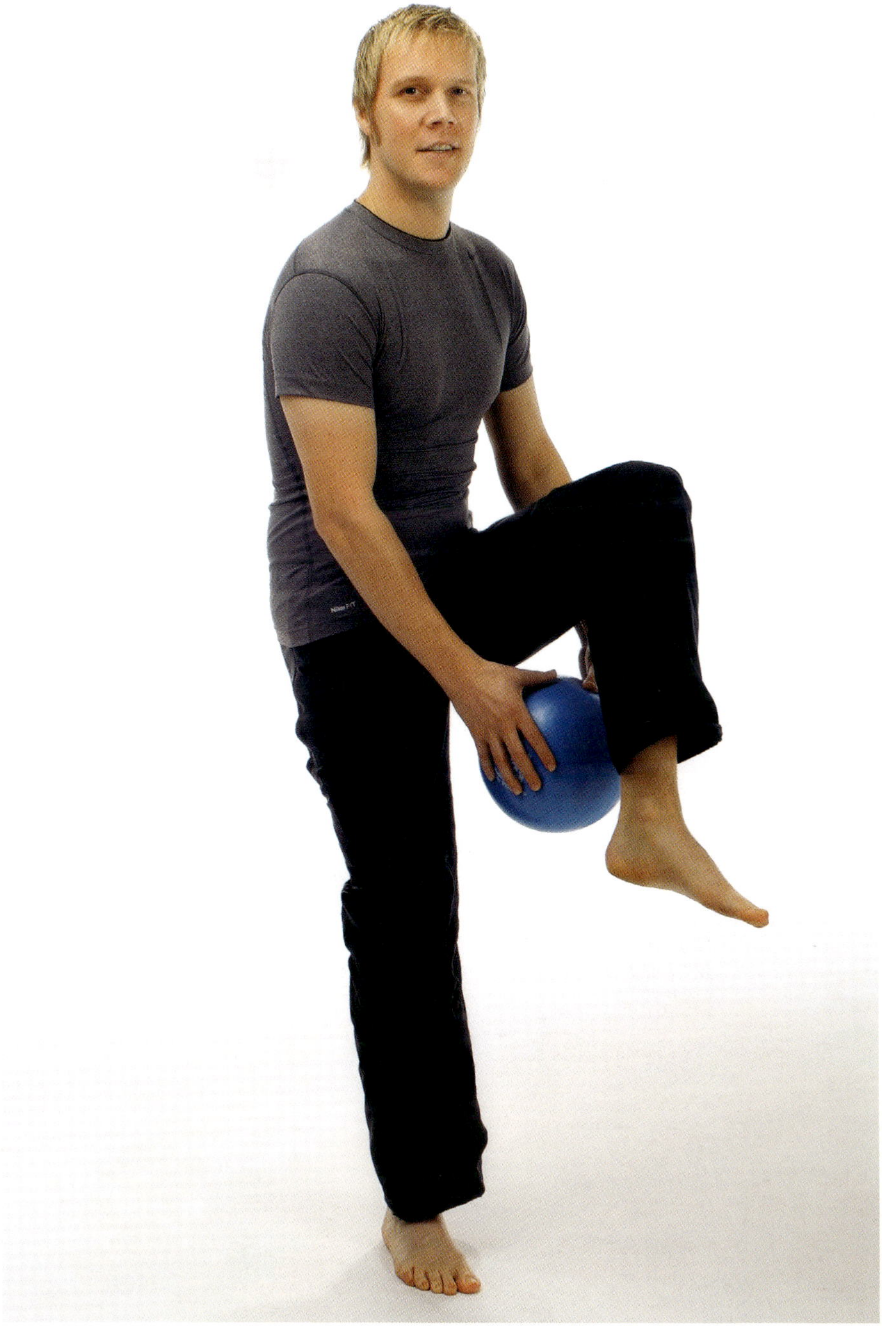

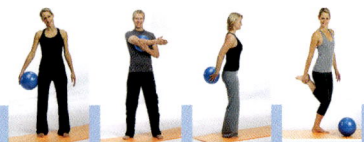
- Das Spielbein wird zur Seite abgespreizt, der Arm der gegenüberliegenden Körperseite wird möglichst weit nach oben geführt. Dabei liegt der Ball auf dem Handteller.
- Der Ball wird zunächst mit einer Hand hochgeworfen und wieder gefangen, dann mit beiden Händen und schließlich wechselseitig von einer in die andere Hand geworfen.
- Prellen des Redondo® Balls im Einbeinstand, auch mit Hoch-/Tiefbewegungen. Dabei wird das Standbein gebeugt und gestreckt. Für das Prellen sollte der Ball ausreichend mit Luft gefüllt sein.

Im Anschluss wird der Redondo® Ball auf dem Boden abgelegt. Dort wird er mit der Sohle des Spielbeins bewegt:

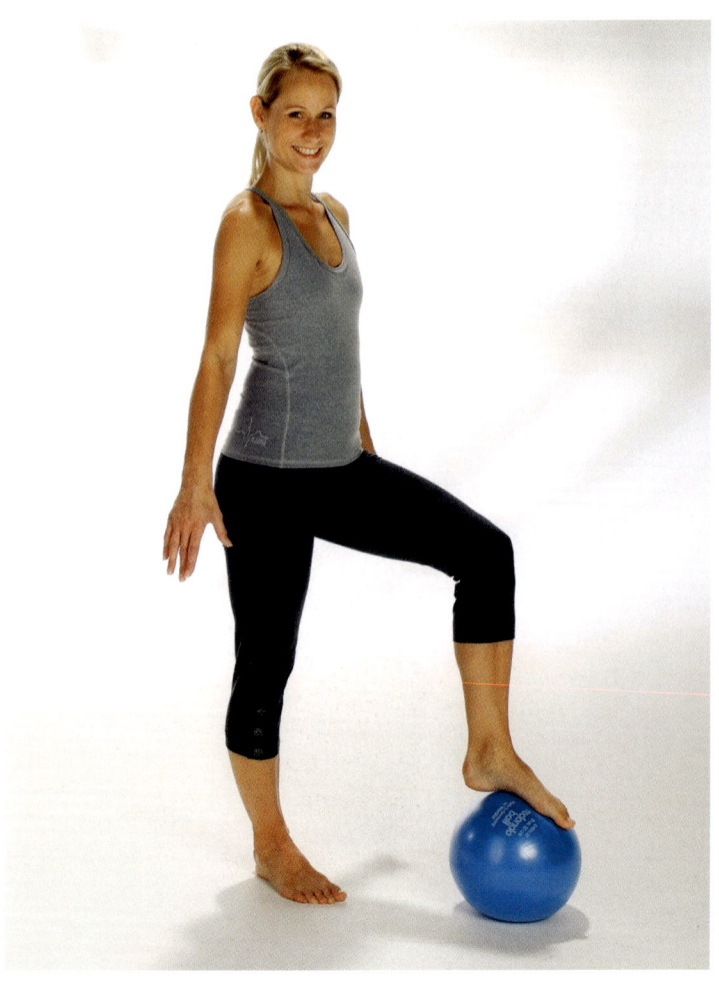

- Vor- und Zurückrollen des Balls.
- Nach rechts und links rollen.
- Kreisen.
- Um das andere Bein herumkreisen.

Übungen in der Rückenlage

Hinweis:
Es bietet sich an, Übungen zur Schulung des Gleichgewichts in der Rückenlage vor dem Beginn gymnastischer Übungen durchzuführen. Da diese Übungen koordinativ sehr anspruchsvoll sind, sollten sie nur vereinzelt ausprobiert werden.

- Der Ball liegt unter dem Rücken im Übergang vom Kreuzbein zum Steißbein, die Arme liegen locker neben dem Körper. Zunächst wird aus dieser Position heraus versucht, die Beine in Stufenlagerung zu bringen.

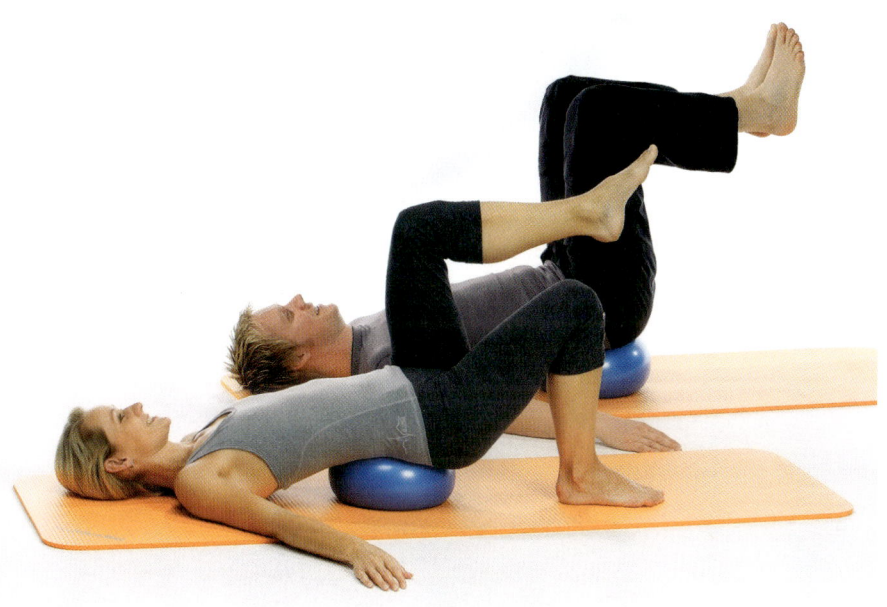

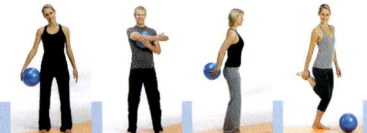
- Das Becken wird nach rechts und links bewegt.
- Die Beine werden senkrecht nach oben gestreckt. Beide Fußspitzen werden zum Körper hin herangezogen und gestreckt. Gleiches wechselseitig.
- Die Beine werden gebeugt und gestreckt. Gleiches wechselseitig.
- Fahrradfahren.
- Öffnen, schließen und überkreuzen der Beine.

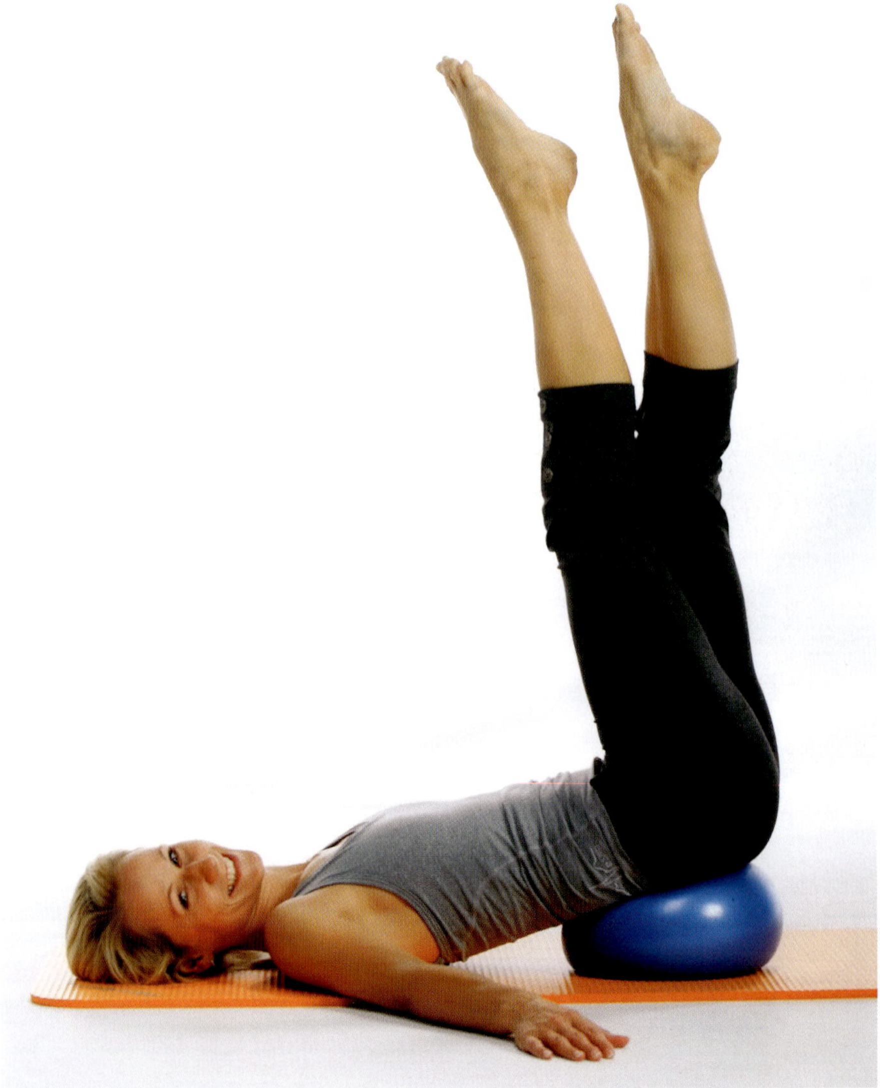

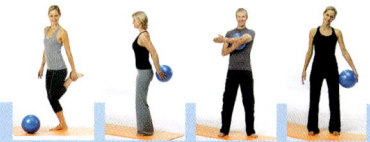

- Die Arme anheben und neben dem Kopf ablegen.
- Die Arme einige Male gleichzeitig vor- und zurückführen.
- Die Arme gegengleich vor- und zurückführen.
- Die Arme neben dem Kopf ablegen und das Becken nach rechts und links bewegen.

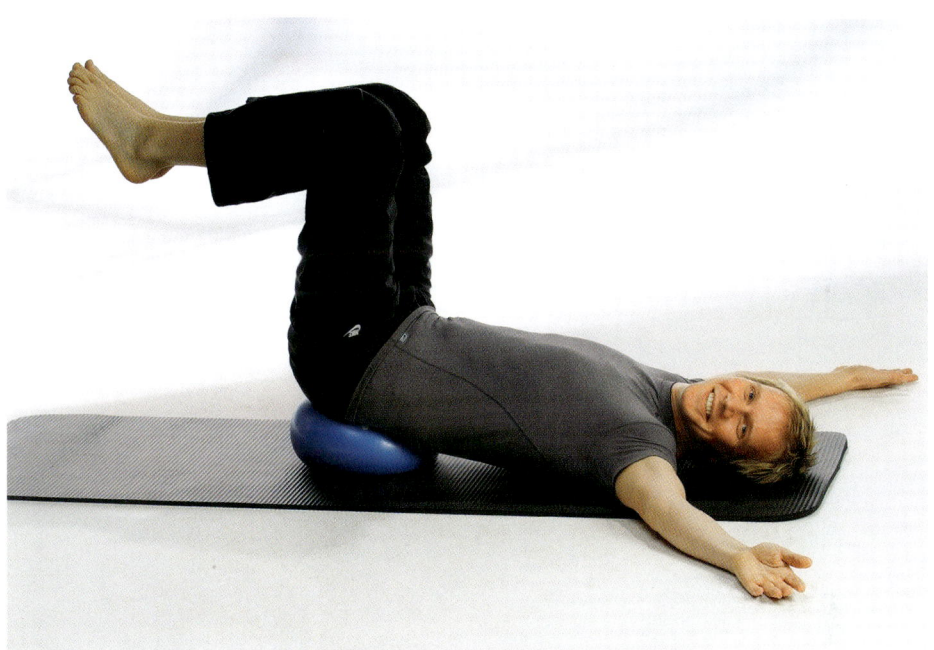

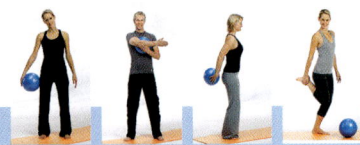
3.2.2   Partnerübungen

Alle Teilnehmer stehen im Einbeinstand.

- Die Partner stehen sich gegenüber, vereinbaren ein Zeichen und rollen sich den Ball mit dem Fuß gegenseitig zu. Dabei nimmt man ihn mit dem freien Fuß wieder in Empfang.

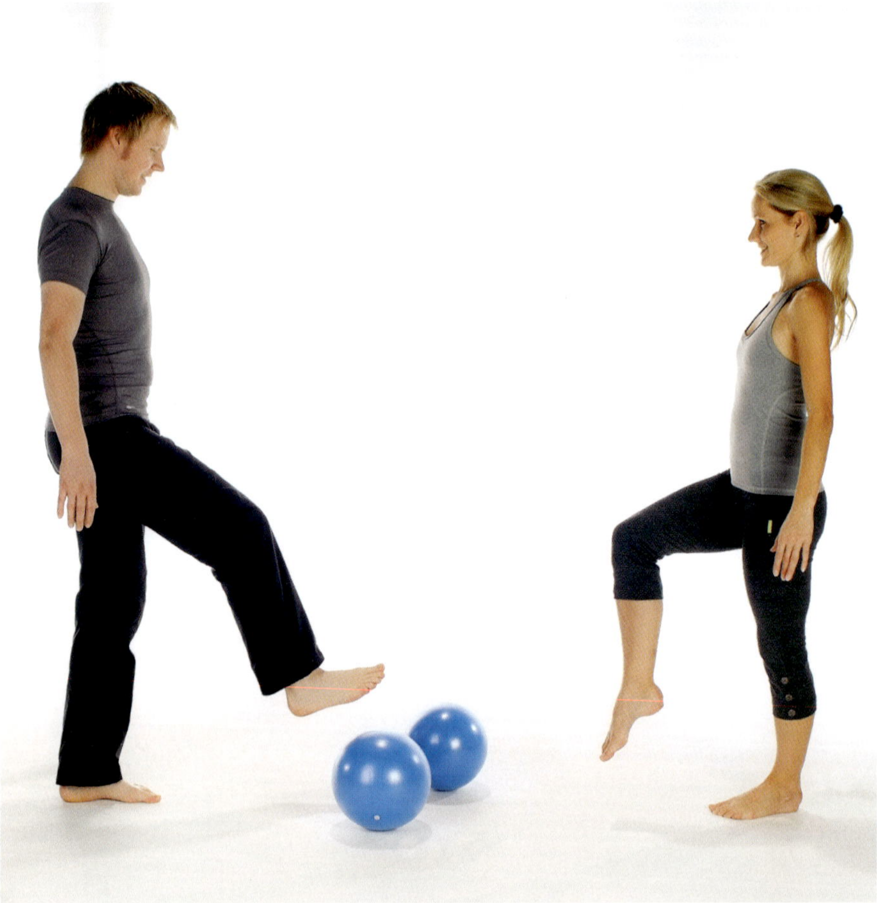

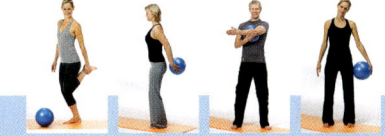

- Sie werfen sich den Ball zu.
- Die Partner heben ein Bein an und versuchen, den Ball unter dem angehobenen Bein hindurch dem Partner zuzuwerfen.
- Sie prellen sich den Ball einhändig oder beidhändig zu.

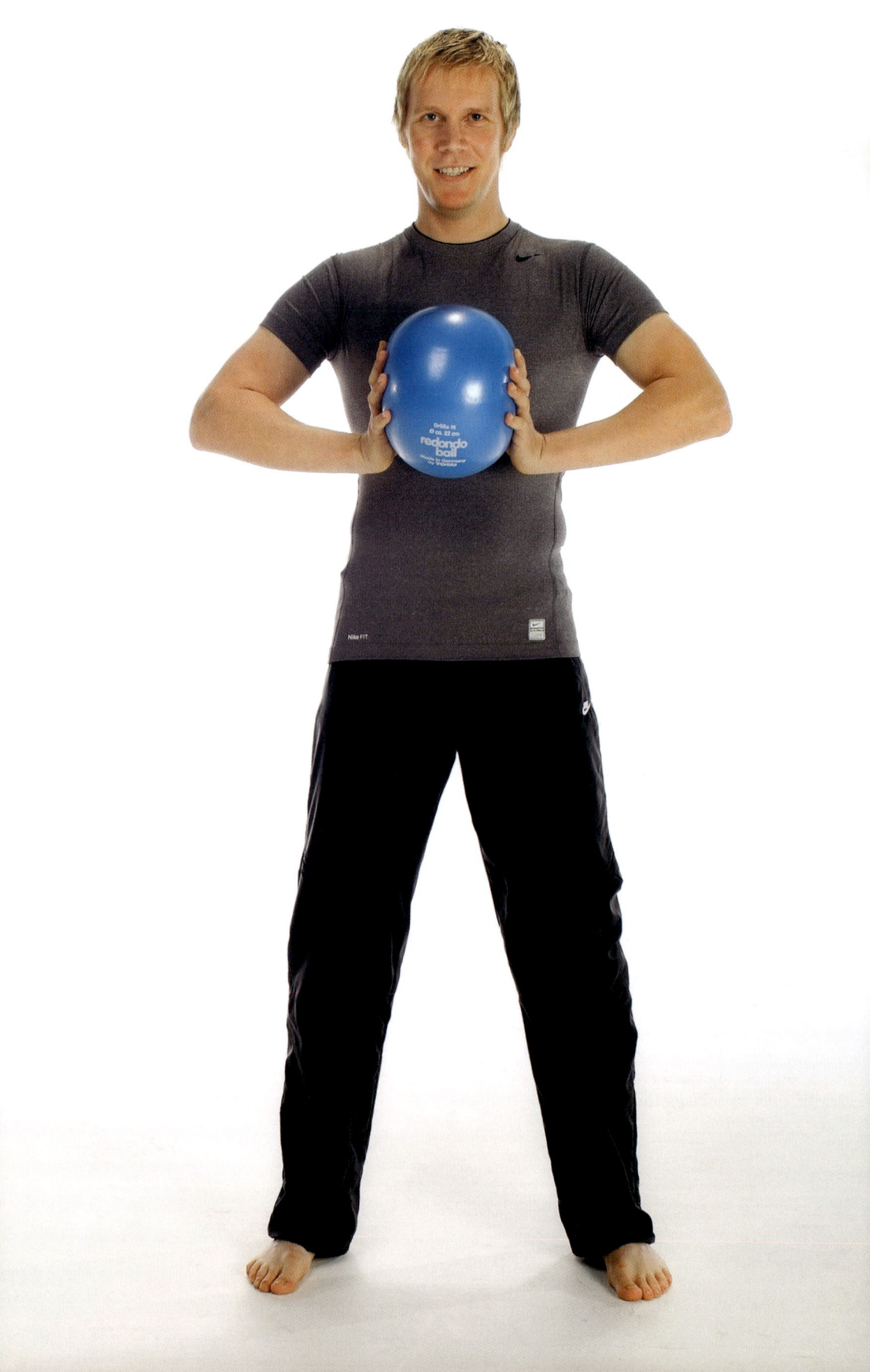

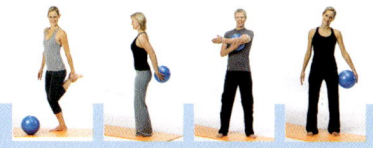

4 Kräftigungs- und Dehnungs-übungen von Kopf bis Fuß

Kräftigung der Muskulatur

Es ist nicht möglich, nur einen einzelnen Muskel zu kräftigen. Stabilisierende und unterstützende Muskeln helfen immer den Hauptmuskeln. Im folgenden Kapitel geht es um die Kräftigung und Dehnung einzelner Körperteile bzw. Muskelgruppen. Da dies kein sportmedizinisches Fachbuch sein soll, wird nur die hauptsächlich arbeitende Muskulatur nach jeder Übung namentlich benannt. Sie wird dabei jedoch immer von anderen Muskeln unterstützt.

Folgendes Beispiel aus dem Kap. 4.2 „Schultergürtel" macht dies deutlich:

Im Bild (linke Seite) wird eine Übung dargestellt, die den vorderen Teil des Deltamuskels (M. deltoideus), also eines Schultermuskels, kräftigt. Gleichzeitig wirkt aber der Kapuzenmuskel (M. trapezius), der zu den Kopf- und Nackenmuskeln gehört, stabilisierend mit. Und nicht zuletzt sind auch noch die Muskeln am Arm beteiligt, da die Hände den Ball halten.

Wenn keine anderen Angaben gemacht werden, sollten die Übungen in 2-3 Sätzen mit jeweils ca. 15-20 Wiederholungen durchgeführt werden. Alle Übungen, die für eine Körperseite beschrieben sind, sollen selbstverständlich auch mit der anderen durchgeführt werden.

Hinweis:
Um bei allen Kräftigungsübungen eine stabile Haltung zu garantieren, soll
- **die Bauchmuskulatur angespannt sein → Bauchnabel nach innen ziehen.**
- **die Gesäßmuskulatur angespannt sein → Pobacken zusammendrücken.**
- **die Atmung regelmäßig fließen → in der anstrengenden Phase ausatmen, in der leichten Phase einatmen.**
- **kein Gelenk überstreckt sein → besonders im Stand die Knie locker lassen.**

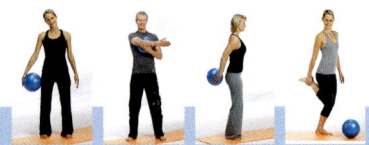

Dehnung der Muskulatur

Es ist nicht möglich, einen einzelnen Muskel zu dehnen. Im folgenden Beispiel zur Dehnung der Schultermuskulatur wird der vordere Anteil des Deltamuskels und ein Teil der Brustmuskulatur gedehnt. Gleichzeitig streckt sich aber auch der Bizepsmuskel am Oberarm.

Bei den Dehnungsübungen wird der Redondo® Ball nur teilweise eingesetzt. Er dient hier meist als Orientierungshilfe und sollte deshalb nur locker gehalten werden.

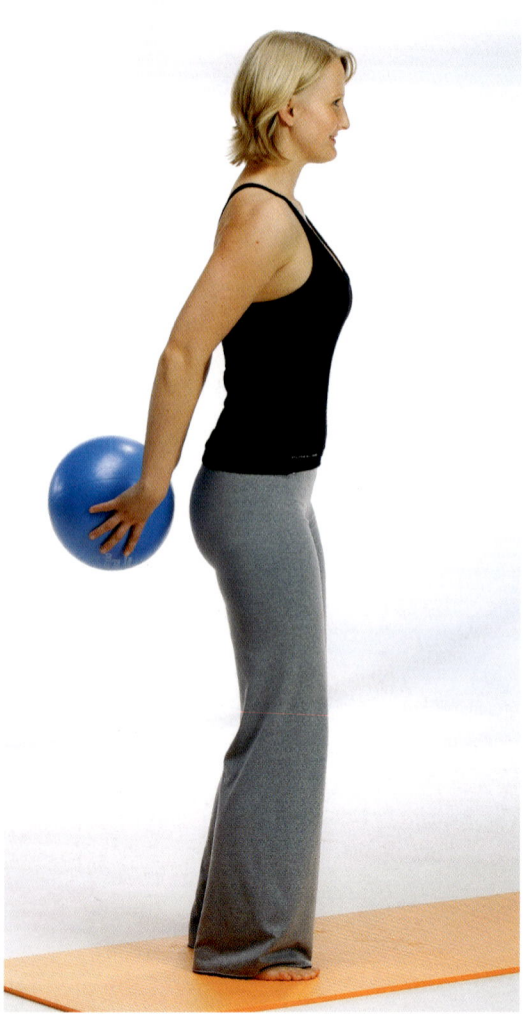

Hinweis:
In der Dehnung die Muskulatur locker und den Atem fließen lassen.

Alle Dehnungsübungen ca. 15-20 Sekunden halten.

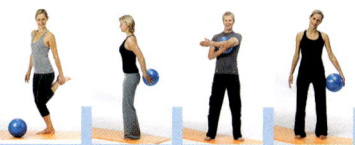

4.1   Nacken

Die rückwärtigen Nackenmuskeln, speziell die einzelnen Anteile des Kapuzenmus-
kels und der Halswirbelsäulenstrecker, sind bei vielen Menschen verspannt
(unelastisch). Die vorderen Halsmuskeln, die Kopfwender, oft geschwächt.
Gerade bei den Bauchmuskelübungen in der Rückenlage bereiten diese Muskeln
Probleme, da sie nicht in der Lage sind, den Kopf optimal zu halten. Die Ursache
liegt in vielen Fällen in einem Ungleichgewicht, einer muskulären Dysbalance.
Eine ausgewogene Mischung aus Kräftigung, Mobilisierung und Dehnung kann
hier Abhilfe schaffen.

Muskeln des Nackens:
M. trapezius = Kapuzenmuskel (oberer Anteil)
M. erector spinae = Wirbelsäulenaufrichter
M. sternocleidomastoideus = Kopfwender
M. levator scapulae = Schulterblattheber
Mm. scaleni = Treppenmuskeln

Kräftigung der Nackenmuskulatur

Die Übungen ca. drei Sekunden halten, dann wieder lösen. 5-8 Wiederholungen,
dazwischen längere Pausen. Auf eine regelmäßige Atmung achten.

1.) Blick zur Decke, den Kopf in den Ball drücken.
→ Kapuzenmuskel, Wirbelsäulenaufrichter.

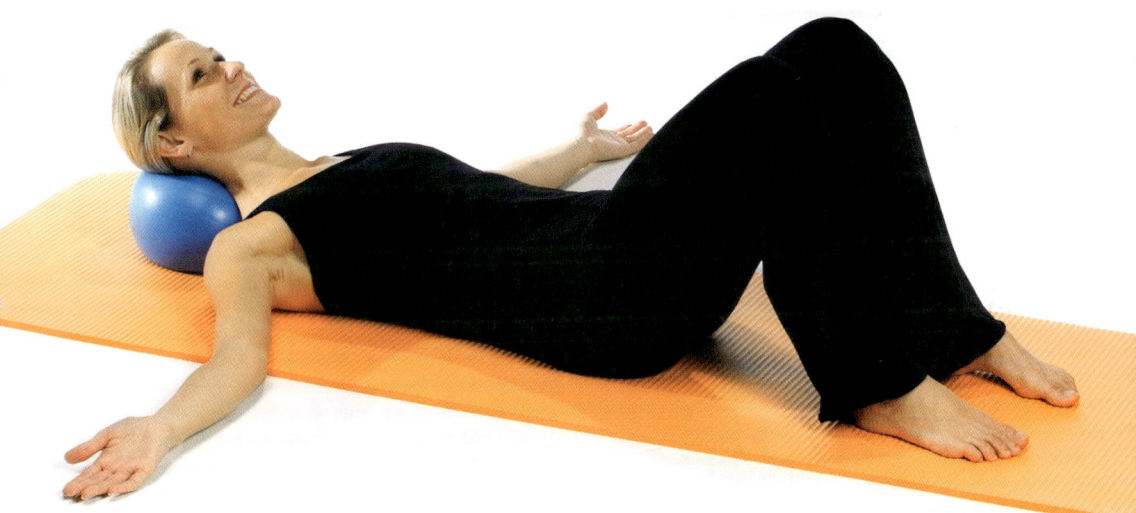

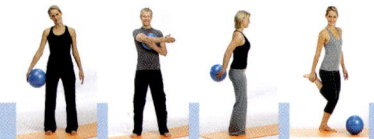

2.) Blick zur Decke, den Kopf leicht anheben.
→ Kopfwender.

3.) Den Kopf zur Seite neigen und in den Ball drücken.
→ Kopfwender, Schulterblattheber, Treppenmuskeln, Kapuzenmuskel.

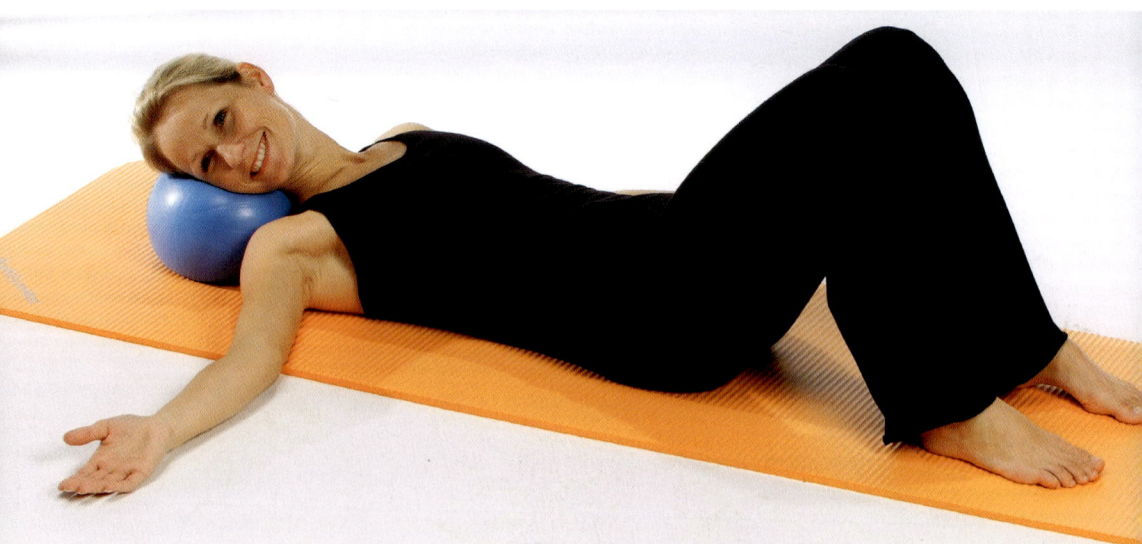

Hinweis:
Bei der Auflage des Kopfs auf dem Redondo® Ball kann es in seltenen Fällen zu Schwindel kommen. Alternativ können die Übungen im Stand ausgeführt werden.

Übungen im Stand an der Wand. Den Ball jeweils mit dem Kopf gegen die Wand drücken.

4.) Den Ball mit dem Rücken zur Wand zwischen Hinterkopf und Wand halten.
→ Kapuzenmuskel, Wirbelsäulenaufrichter.

5.) Seitlich zur Wand stehen, den Ball auf Höhe der Schläfe halten.
→ Kopfwender, Schulterblattheber, Treppenmuskeln.

6.) Frontal den Ball mit der Stirn an die Wand drücken.
→ Kopfwender.

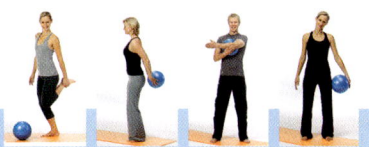

Dehnung der Nackenmuskulatur

1.) Die Hände halten den Ball hinter dem Rücken, die Arme strecken und in Richtung Boden schieben. Dabei nicht die Schultern nach vorn drehen. Das Kinn zum Brustbein neigen.
→ Wirbelsäulenaufrichter, Kapuzenmuskel, Schulterblattheber.

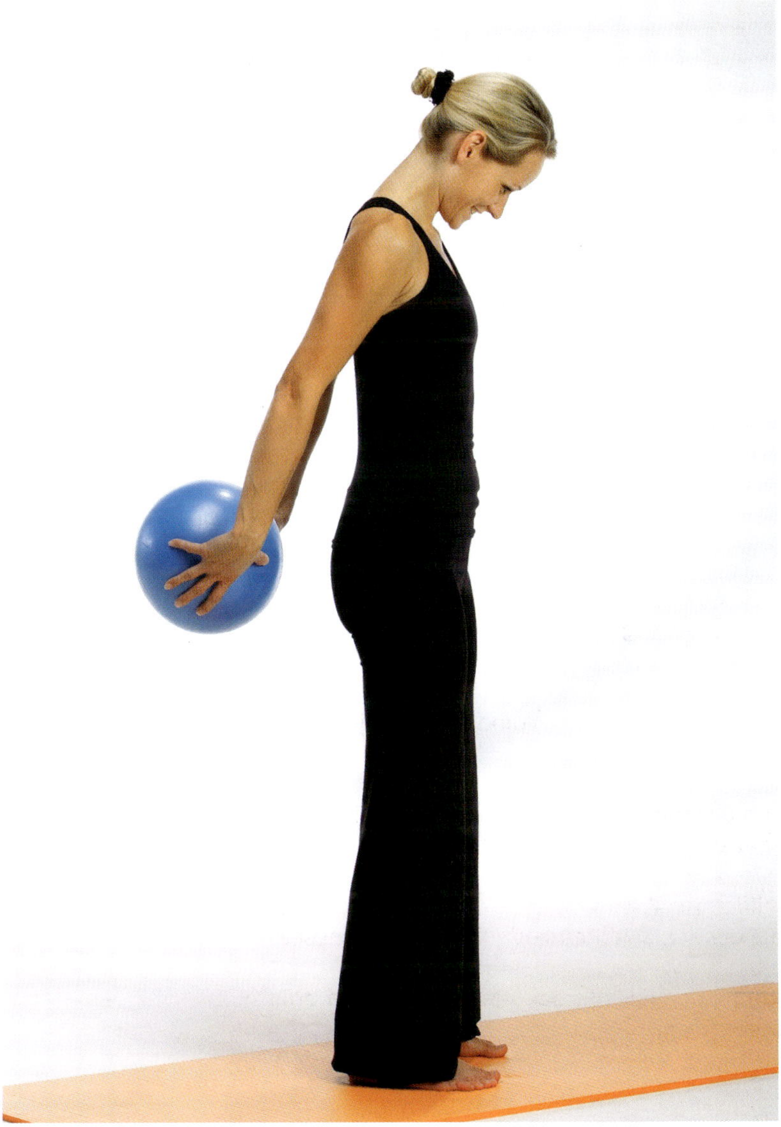

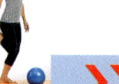
2.) Den Ball rechts am Oberschenkel halten und mit der Hand Richtung Knie rollen. Mit dem Kopf nach links schauen, dann das Kinn senken.
→ Wirbelsäulenaufrichter, Kapuzenmuskel, Schulterblattheber.

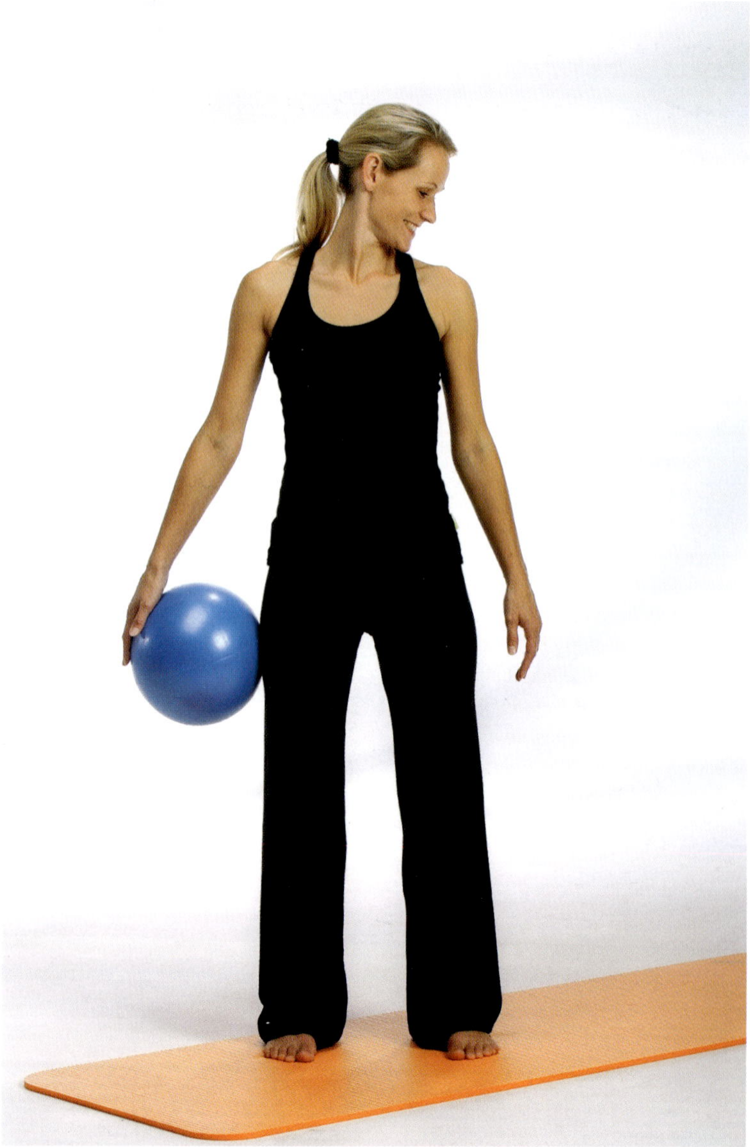

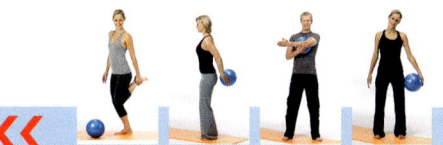

3.) Den Ball rechts am Oberschenkel halten und wie in Übung 2.) mit der Hand in Richtung Knie rollen. Den Kopf mit Blick nach vorn nach links neigen.
→ Kopfwender, Schulterblattheber.

Nackendehnung ohne Ball

4.) Im Stand die Schultern Richtung Füße schieben und das Kinn zum Brustbein neigen.
→ Wirbelsäulenaufrichter, Kapuzenmuskel, Schulterblattheber.

5.) In der Rückenlage die Füße aufstellen. Den Kopf nach rechts drehen und gleichzeitig den linken Arm, auf dem Boden liegend, in Richtung linken Fuß schieben.
→ Wirbelsäulenaufrichter, Kapuzenmuskel, Schulterblattheber.

6.) Das Kinn zum Brustbein ziehen (Doppelkinn) und die Schultern Richtung Füße schieben.
→ Wirbelsäulenaufrichter, Kapuzenmuskel, Schulterblattheber.

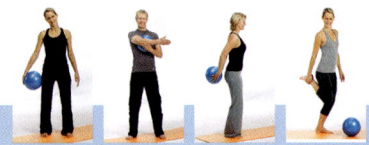
4.2   Schultergürtel

Wie die Nackenmuskulatur, so neigt auch die Schulterpartie bei vielen Menschen häufig zu Verspannungen. Ein typisches Bild, das uns häufig begegnet, ist das der nach vorne hängenden Schultern. Die Muskulatur des oberen Rückens, also des rückwärtigen Schulterbereichs, ist überdehnt. Die vordere Schultermuskulatur, z. B. die Brustmuskulatur, ist dagegen eher unbeweglich. Um hier Abhilfe zu schaffen, sollte die Schultergürtelmuskulatur in einem ausgewogenen Maße gedehnt und gekräftigt werden.

Muskeln des Schultergürtels:
M. deltoideus = Deltamuskel
M. pectoralis = Brustmuskel
M. latissimus dorsi = breiter Rückenmuskel
M. serratus anterior = vorderer Sägemuskel
M. infraspinatus = Untergrätenmuskel
M. trapezius = Kapuzenmuskel
M. rhomboideus = rautenförmiger Muskel
M. triceps brachii = dreiköpfiger Armmuskel
Rotatorenmanschette = mehrere Muskeln um das Schultergelenk herum, die den Arm ein- und auswärts drehen

Kräftigung der Schultergürtelmuskulatur

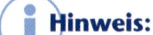

Hinweis:
Teilweise werden die im Folgenden vorgestellten Übungen in der Sportpraxis auch gerne zur Kräftigung der Armmuskulatur durchgeführt.

Die aktivierte Muskulatur gehört, laut anatomischer Einordnung in der Literatur, aber in erster Linie zum Bereich Schultergürtel. Daher möchten wir die Übungen auch diesem Kapitel zuordnen. Alle Übungen werden mit jeder Körperseite durchgeführt!

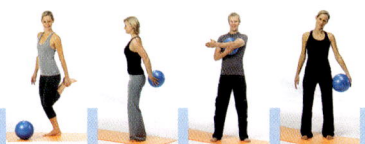
1.) Leichter Grätschstand, den Ball mit den Händen zusammendrücken. Diese Position 3-5 Sekunden halten, dann wieder lösen.
→ Deltamuskel, Brustmuskel.

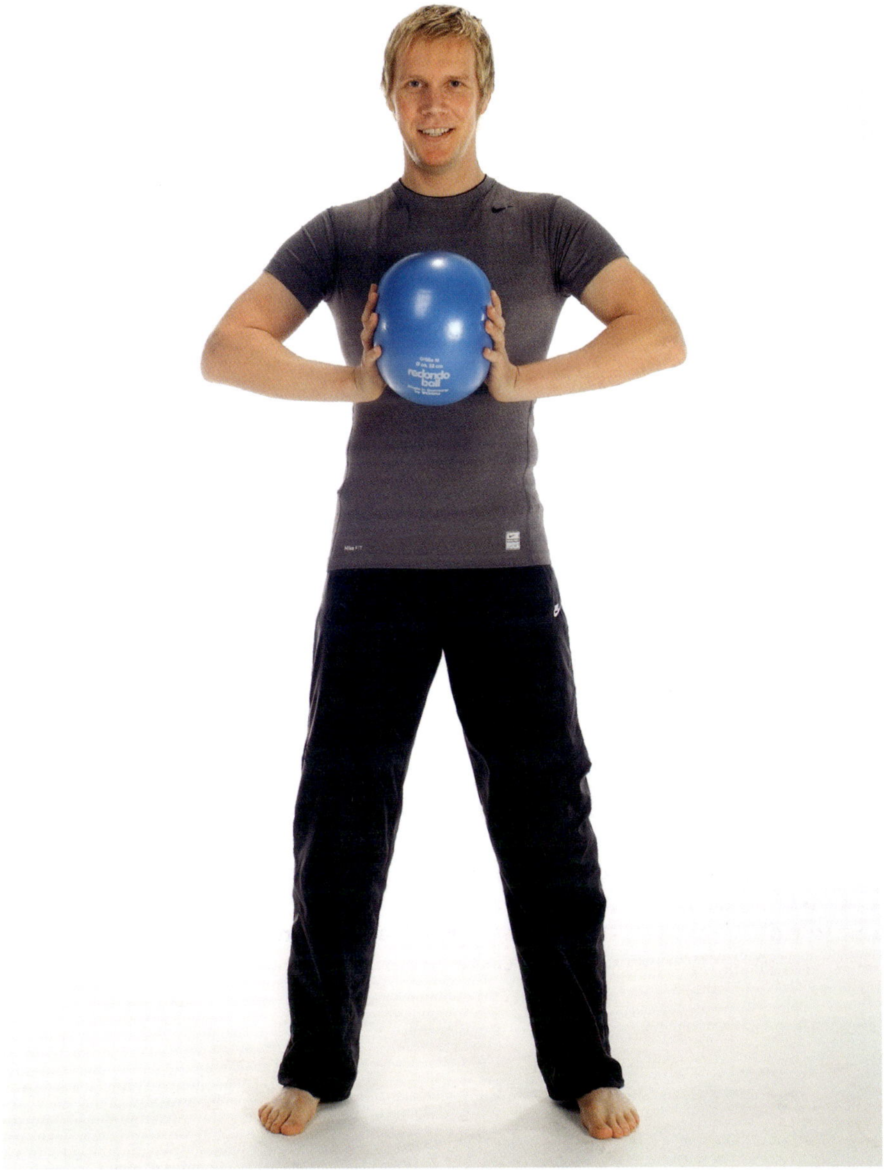

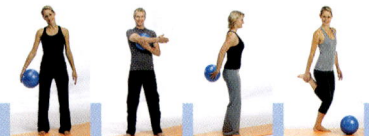

2.) Leichter Grätschstand, der untere Arm drückt den Ball gegen den oberen Arm. Wie in Übung 1.) 3-5 Sekunden halten, dann lösen.
→ Deltamuskel, breiter Rückenmuskel, vorderer Sägemuskel.

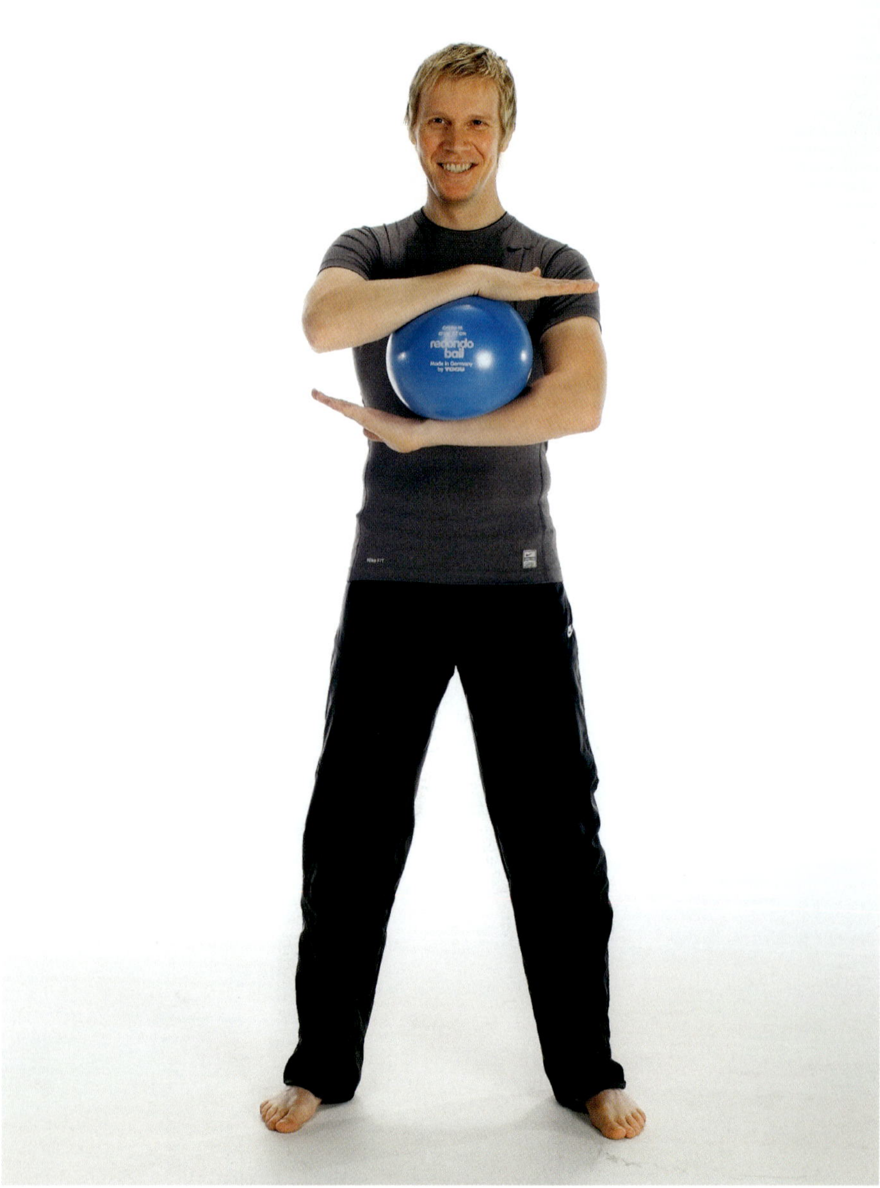

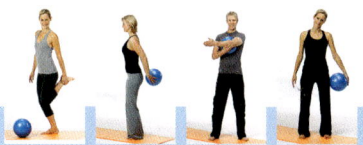

3.) Im Stand die Arme über Kopfhöhe halten, die Ellbogen leicht beugen. Den Ball mit den Händen zusammendrücken. Auch diese Position 3-5 Sekunden halten, dann lösen.
→ Deltamuskel, vorderer Sägemuskel.

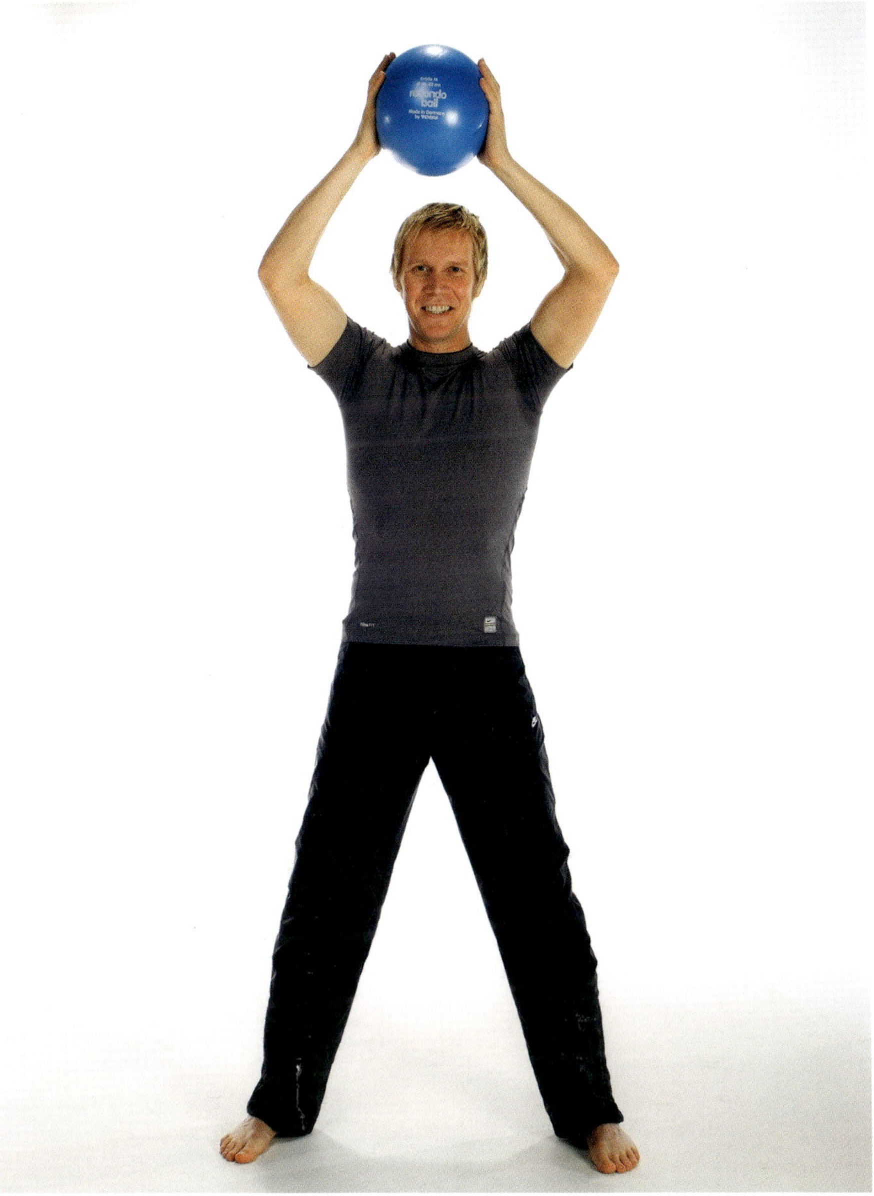

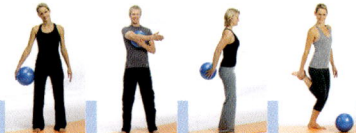
4.) Armstütz als Partnerübung oder an der Wand. Im Grätschstand die Hände jeweils gegen einen Ball stützen. Die Arme beugen und strecken.
→ Dreiköpfiger Armmuskel, Deltamuskel, Brustmuskel.

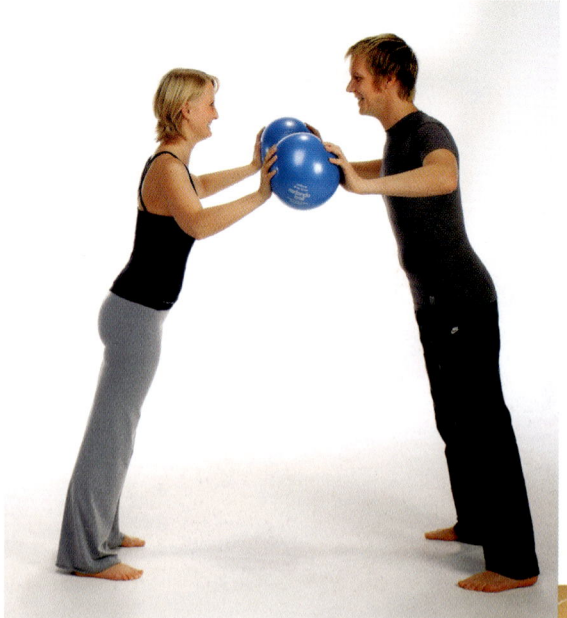

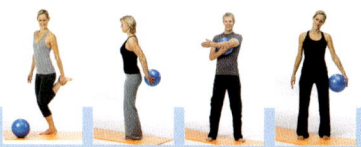

5.) Im Liegestütz oder im einfachen Liegestütz (dabei sind die Knie auf dem Boden) liegen die Hände jeweils auf einem Redondo® Ball. Die Arme beugen und strecken (dynamische Muskelarbeit) oder nur die Position halten (statische Muskelarbeit).

→ Dreiköpfiger Armmuskel, Deltamuskel, großer Brustmuskel.

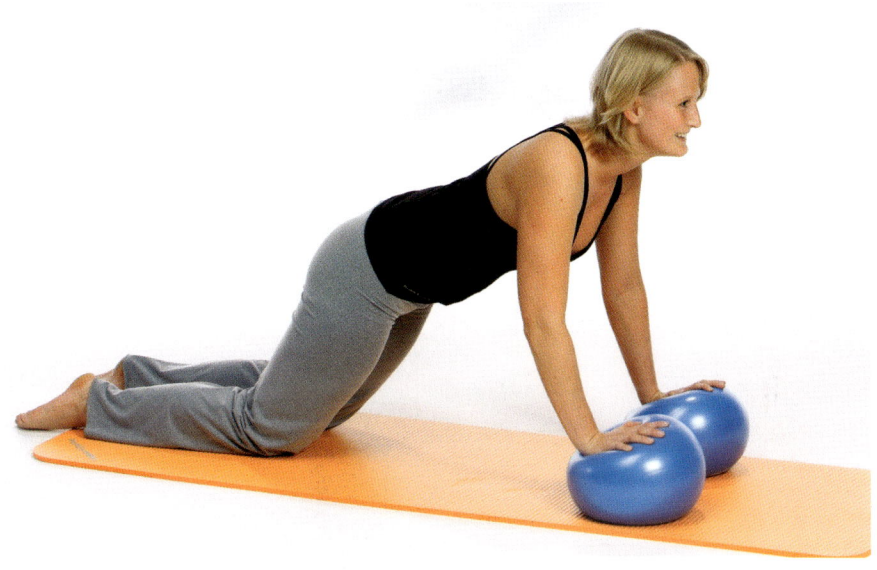

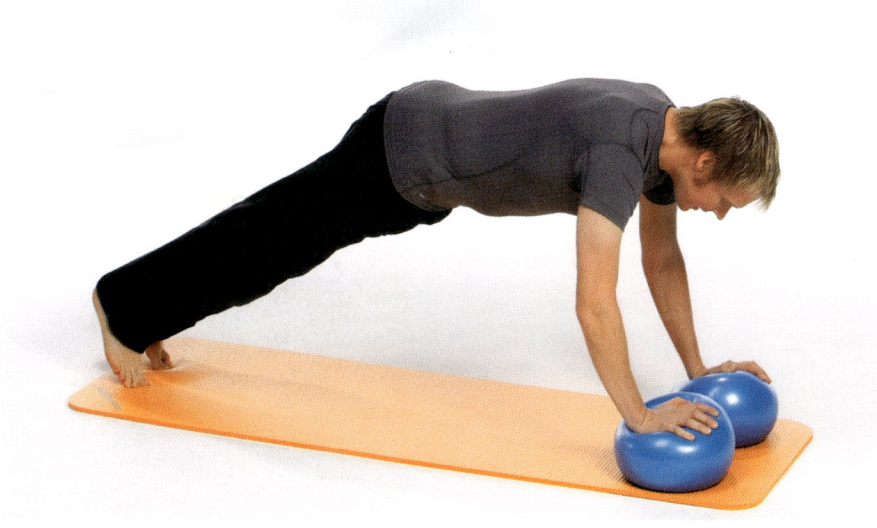

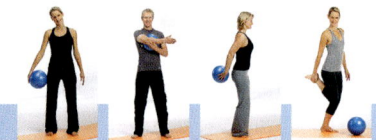

6.) Im Sitz, die Füße aufstellen. Der Ball liegt mit etwas Abstand neben dem Becken und wird mit der Hand in Richtung Boden und gleichzeitig in Richtung Körper gedrückt.
→ Dreiköpfiger Armmuskel, Brustmuskel, breiter Rückenmuskel.

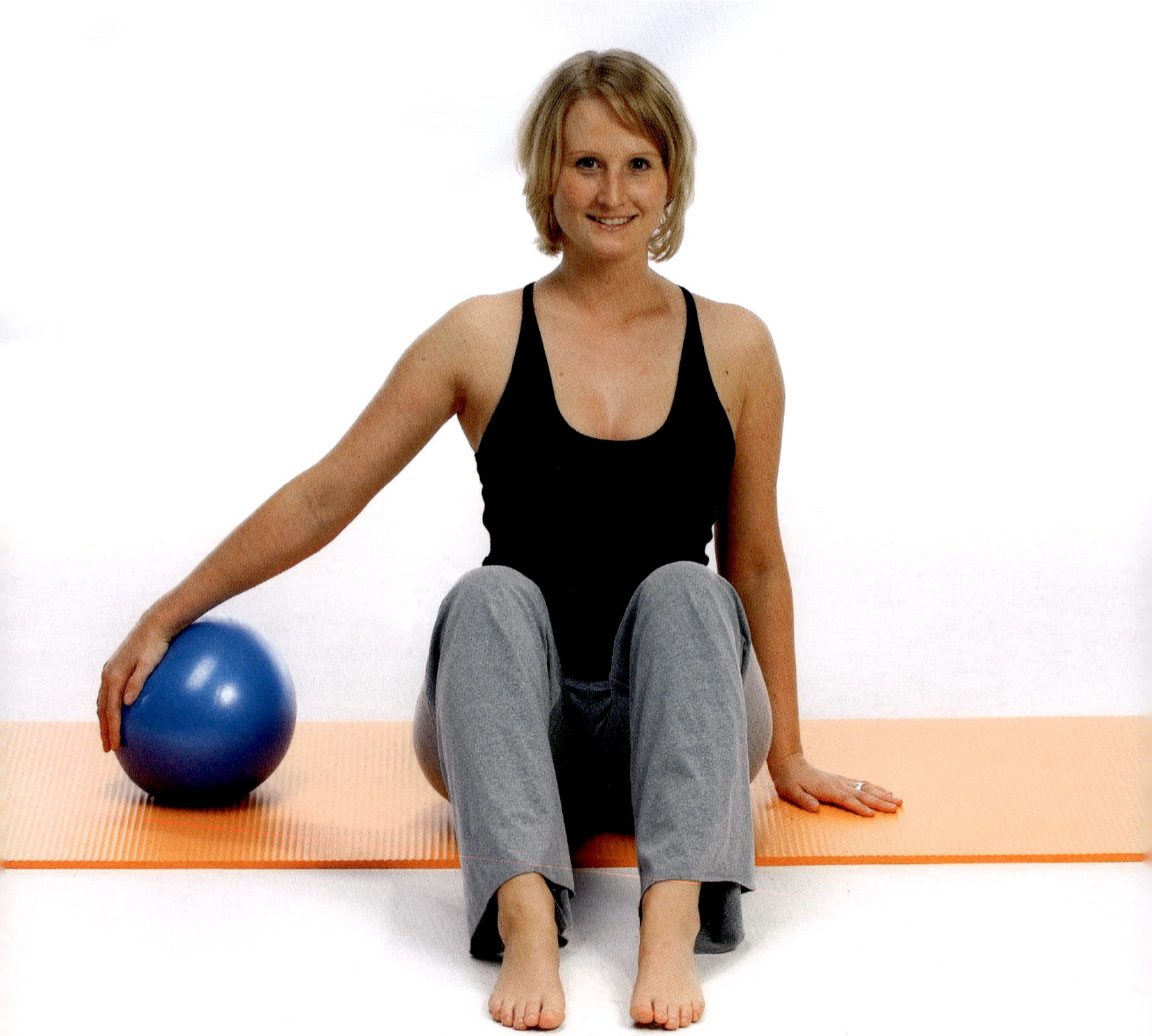

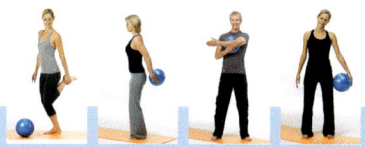
7.) In der Rückenlage, einen Arm seitlich ausstrecken. Den Ball unter den Ober-
arm legen, dann den Arm auf den Ball drücken und 3-5 Sekunden halten.
→ Untergrätenmuskel, Deltamuskel, Kapuzenmuskel, rautenförmiger Muskel.

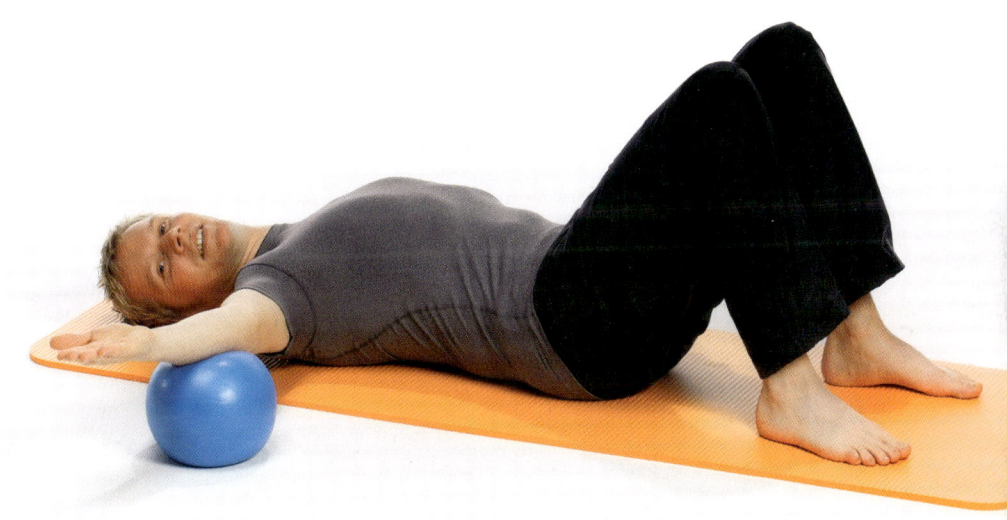

8.) Gleiche Ausgangsposition wie in Übung 7.). Den Arm mit Druck auf den Ball
einwärts und auswärts drehen.
→ Rotatorenmanschette.

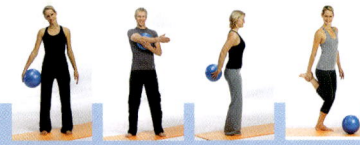
Dehnung der Schultergürtelmuskulatur

Hinweis:
Selbstverständlich werden auch die Dehnübungen mit beiden Körperseiten durchgeführt.

1.) Im leichten Grätschstand den Ball mit dem rechten Arm vor dem Körper an den Brustkorb drücken. Mit der linken Hand den Arm zur linken Seite ziehen.
→ Kapuzenmuskel, Deltamuskel, Untergrätenmuskel, Rautenmuskel.

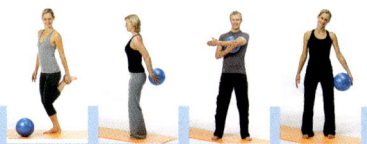

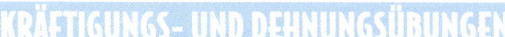

2.) Den Ball mit beiden Händen hinter dem Rücken halten, dabei die gestreckten Arme anheben. Bitte darauf achten, dass die Schultern nicht nach vorn rollen!
→ Deltamuskel, vorderer Sägemuskel, Brustmuskel.

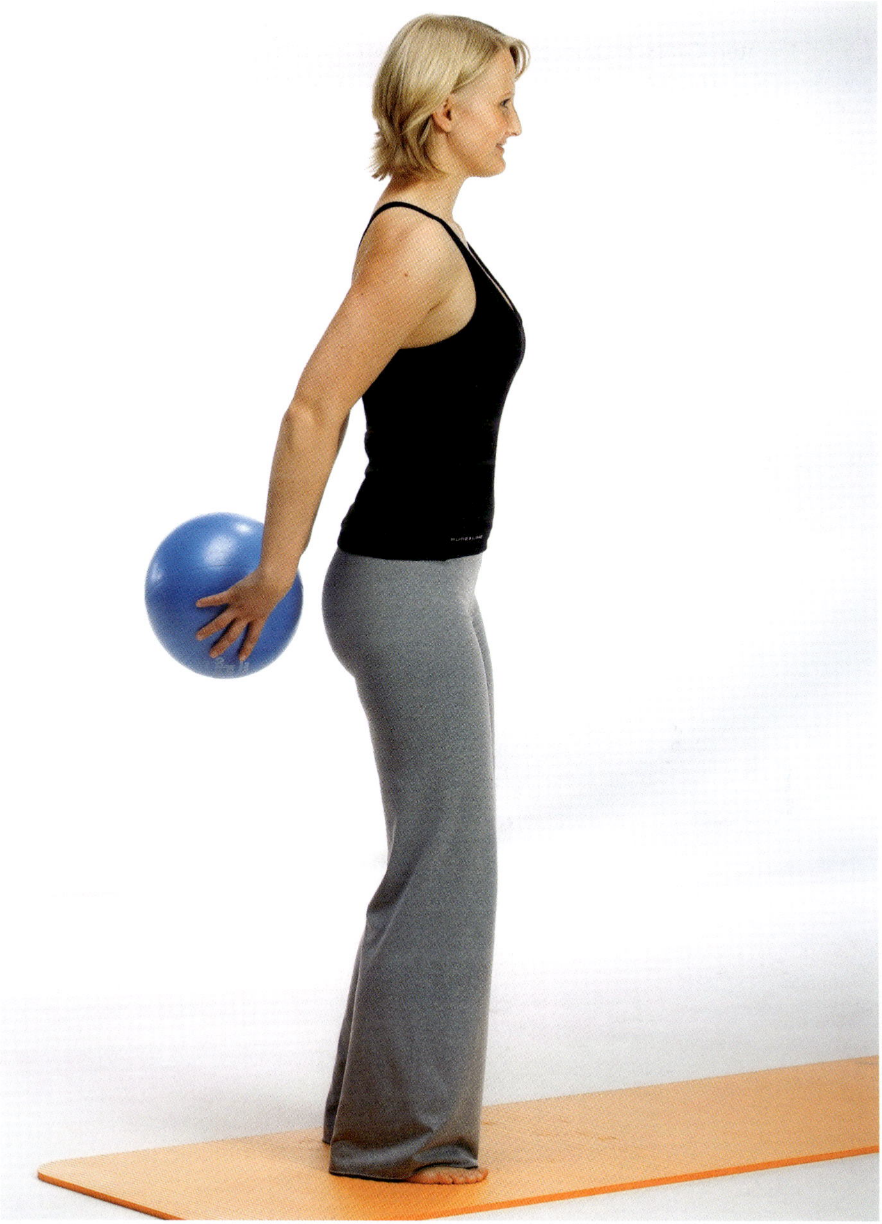

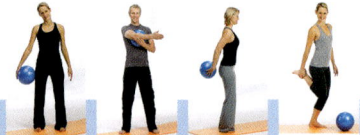 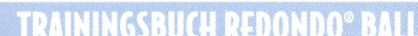
3.) Im leichten Grätschstand mit der linken Hand den Ball am Oberschenkel halten. Den rechten Arm hoch und nach links strecken. Dabei den Ball in Richtung Knie rollen.
→ Breiter Rückenmuskel.

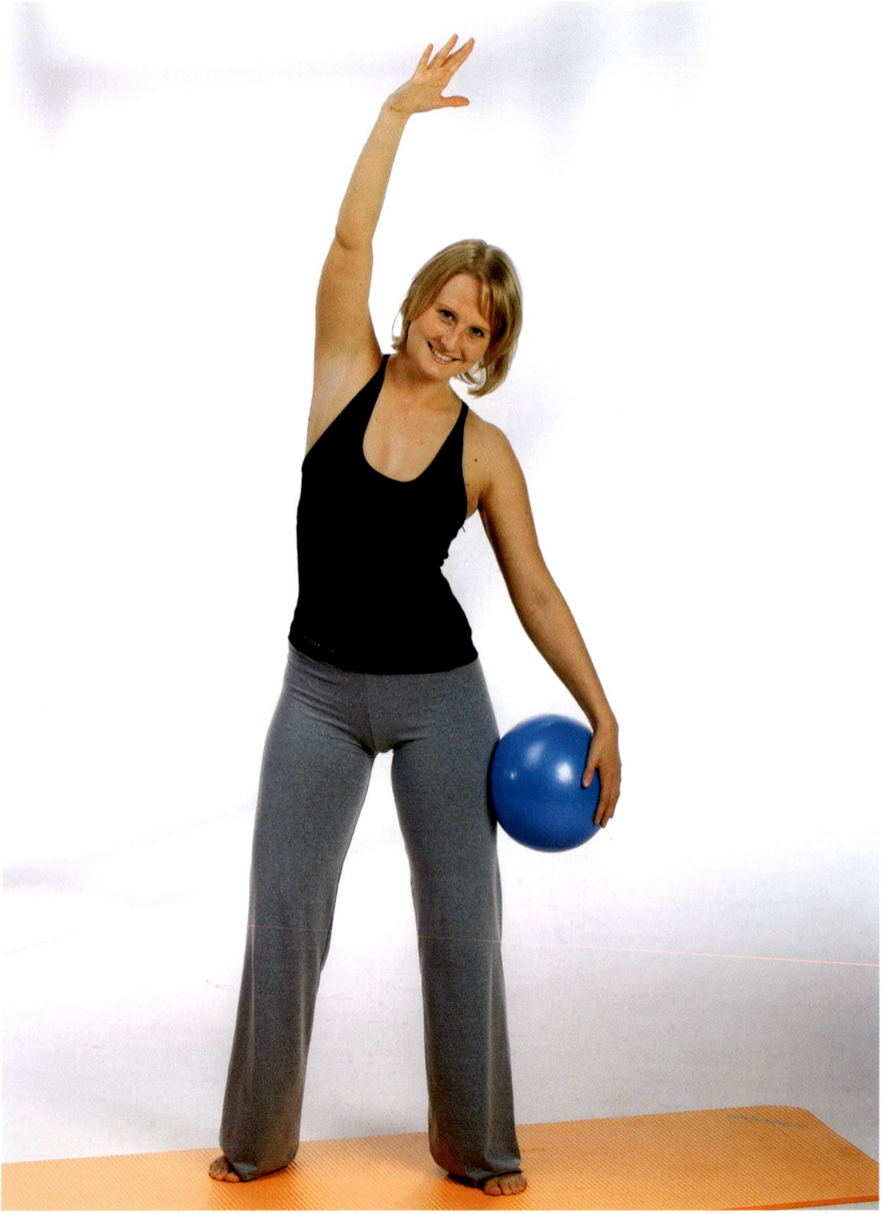

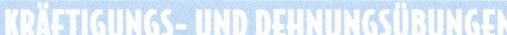
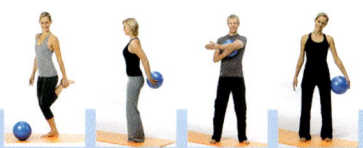
4.) Ausgangsposition wie in Übung 3.). Mit der rechten Hand den Ball halten, dabei den rechten Arm über Kopf in Richtung linke Seite strecken.
→ Breiter Rückenmuskel.

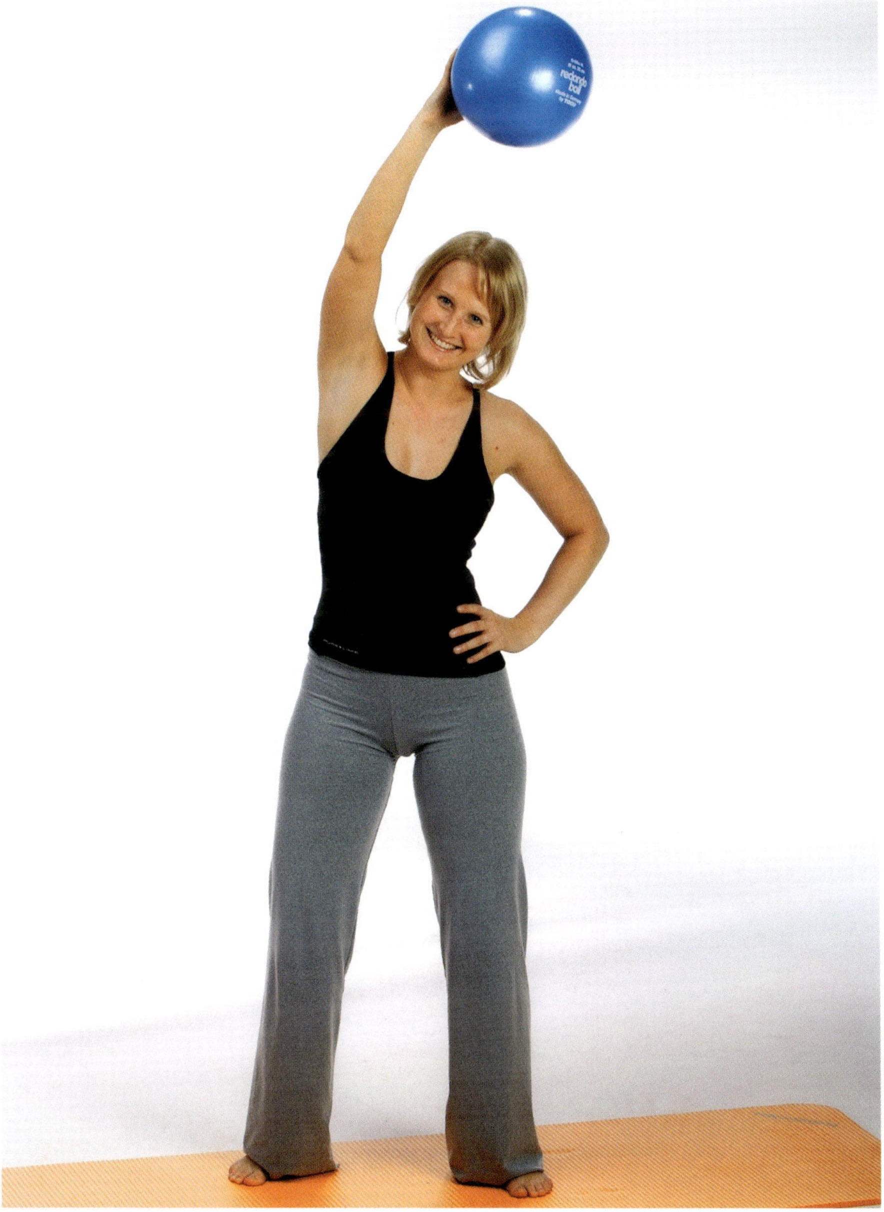

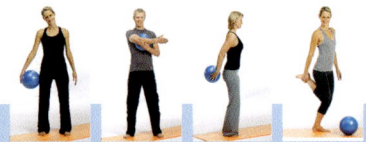

5.) In Schrittstellung den rechten Arm nach hinten ausstrecken, den Ball zwischen Wand und Hand einklemmen. Eine aufrechte Körperhaltung einnehmen, die rechte Schulter etwas nach vorne schieben, die linke Schulter sanft nach hinten ziehen.
→ Brustmuskel.

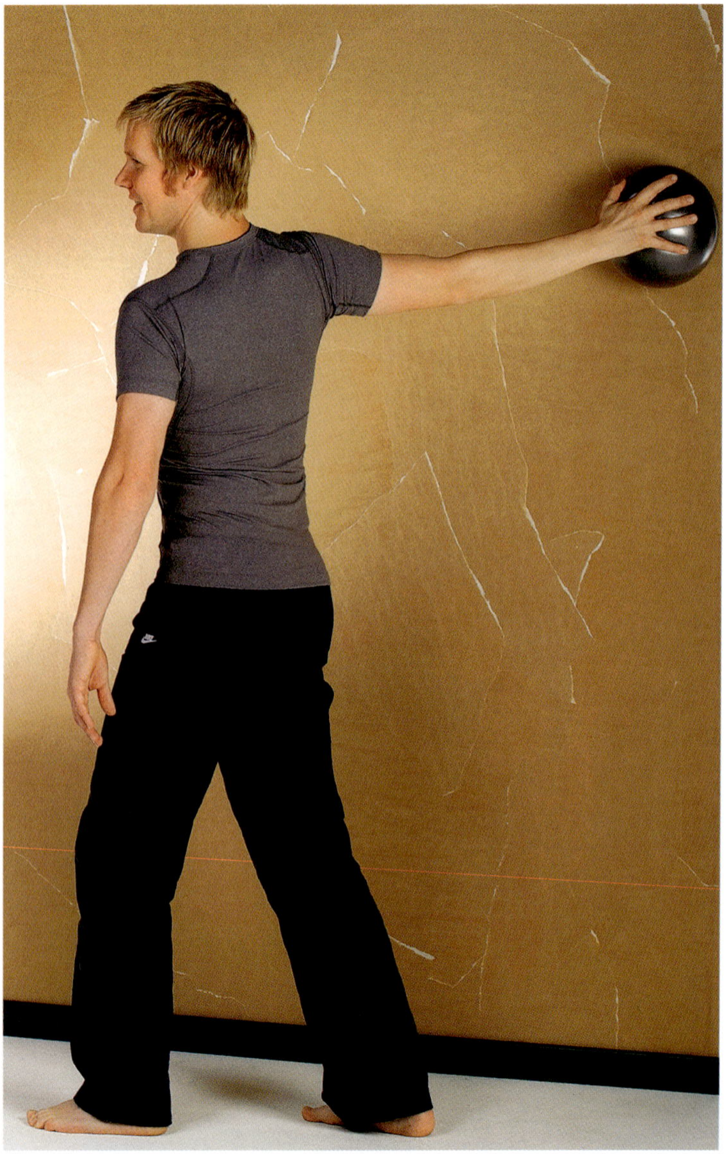

6.) Im Kniestand, die Arme gerade nach vorn ausstrecken, jeweils die Hände auf die Bälle legen und das Brustbein Richtung Boden drücken.
→ Brustmuskel, zweiköpfiger Oberarmmuskel.

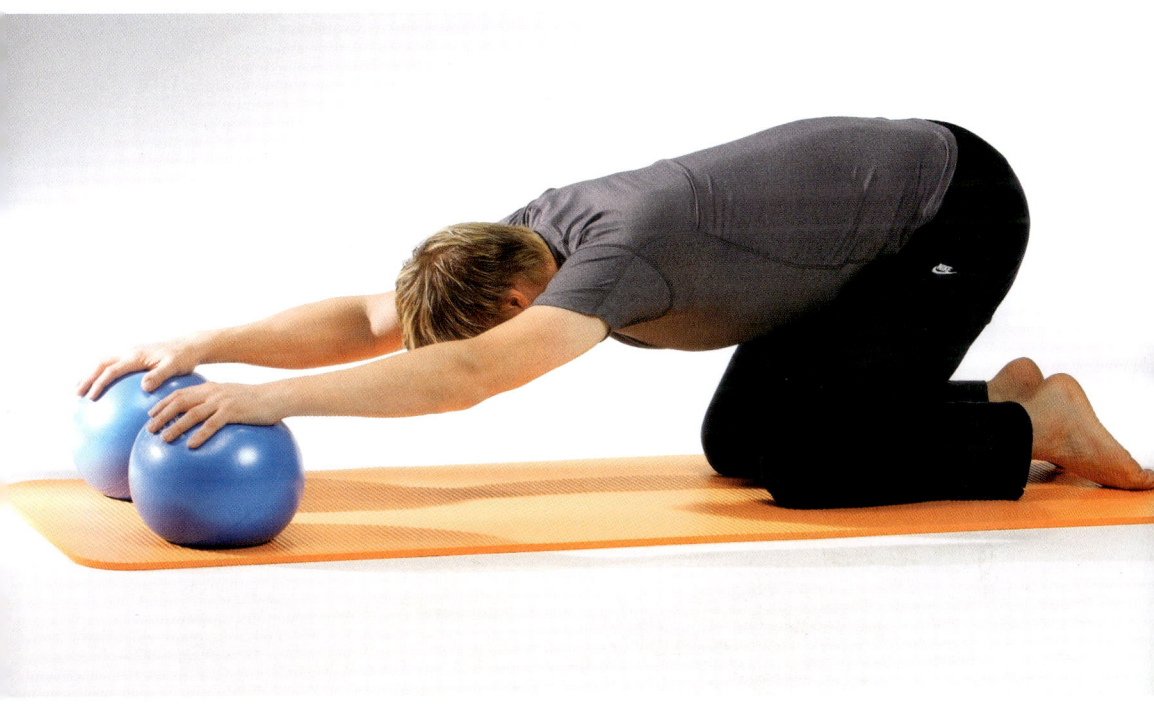

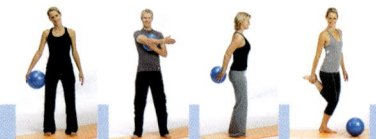
7.) Gleiche Übung wie Nr. 6, doch nun die Arme weiter öffnen.
→ Großer Brustmuskel, zweiköpfiger Oberarmmuskel.

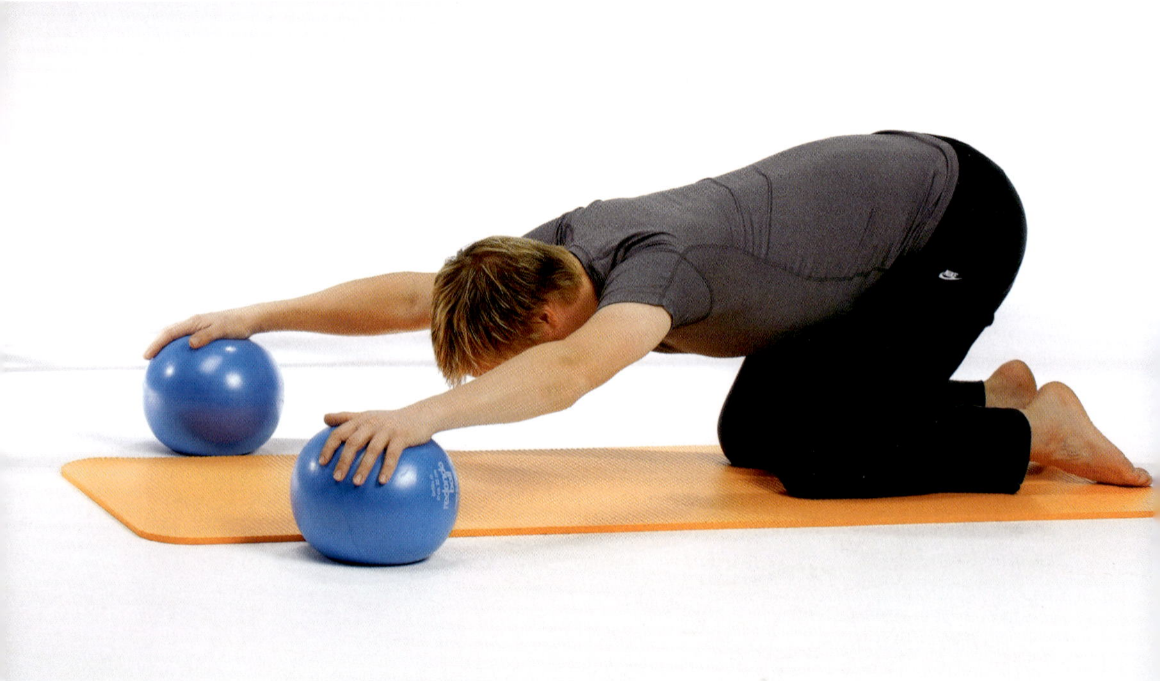

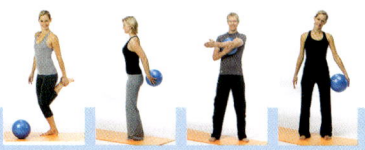

4.3   Arme und Hände

In Kap. 4.2 „Schultergürtel" wurden bereits einige Übungen genannt, die hauptsächlich die Schultergürtelmuskulatur kräftigen und dehnen. Dabei sind die Muskeln der Arme immer beteiligt.

An dieser Stelle wollen wir uns daher hauptsächlich mit der Muskulatur von Unterarmen und Händen beschäftigen.

Die Kräftigung der Handmuskulatur findet in den meisten Sportstunden keine Berücksichtigung. Besonders für ältere Menschen ist es aber wichtig, die Beweglichkeit und Kraft der Finger zu trainieren (vgl. Kap. 1.3). Der Redondo® Ball eignet sich dazu ideal, da er sich, mit etwas weniger Luft gefüllt, besonders gut greifen lässt. Übungen wie das „Klavierspielen" (vgl. Übung Nr. 4) fördern zusätzlich die Feinmotorik.

Muskeln, die an Hand- und Armbewegungen beteiligt sind:
M. flexor digitorum superficialis = oberflächliche Fingerbeuger
M. flexor digitorum profundus = tiefe Fingerbeuger
Mm. flexor pollicis longus und brevis = Daumenbeuger
M. supinator = Auswärtsdreher
M. pronator teres und quadratus = Einwärtsdreher
M. biceps brachii = zweiköpfiger Oberarmmuskel
M. triceps brachii = dreiköpfiger Oberarmmuskel
M. latissimus dorsi = breiter Rückenmuskel (wirkt als Schultergürtelmuskel mit)

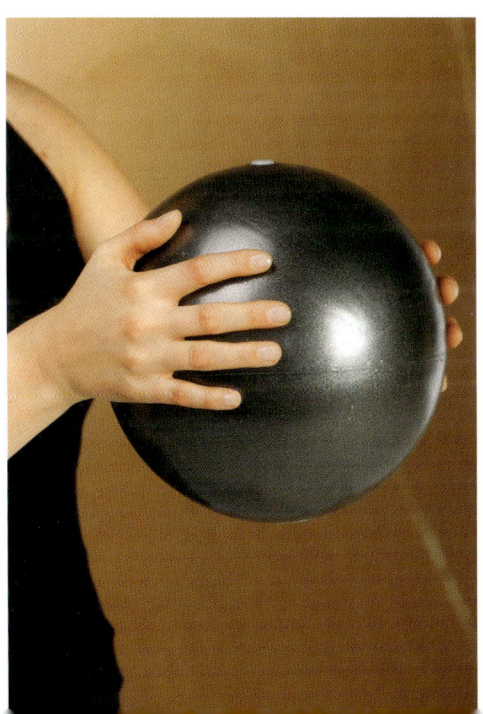

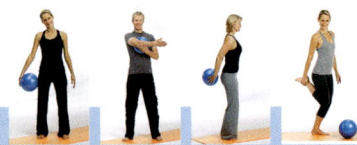

Kräftigung der Armmuskulatur

1.) Der Ball ist halb aufgepumpt und wird mit den Fingern gehalten. Der Ellbogen befindet sich nah am Körper und ist gebeugt. Den Ball mit den Fingern im Wechsel zusammen-drücken und wieder lösen.
→ Oberflächliche und tiefe Fingerbeuger, Daumenbeuger.

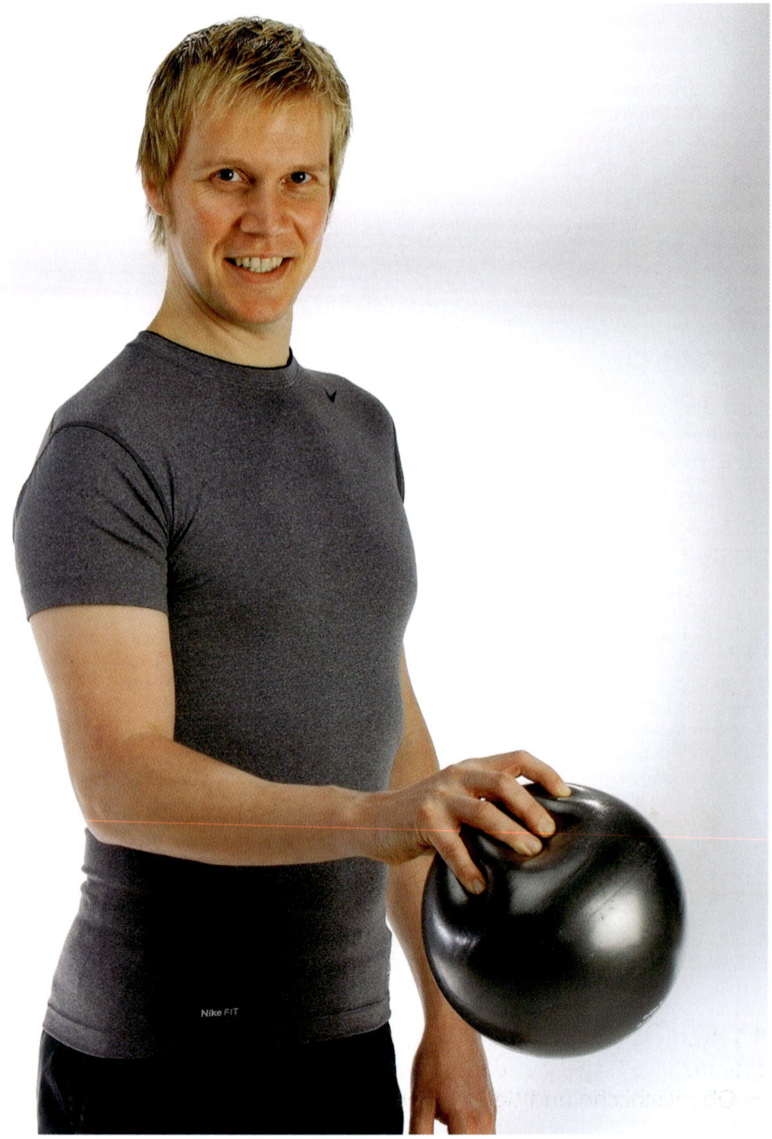

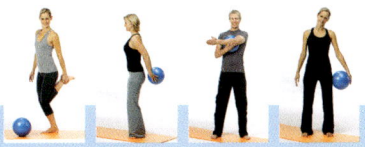

2.) Ausgangsposition wie bei Übung 1.) Den Ball zusammengedrückt halten und den Unterarm ein- und auswärts drehen.
→ Ein- und Auswärtsdreher, zweiköpfiger Oberarmmuskel.

3.) Im Sitz die Füße aufstellen. Der Ball liegt neben dem Becken. Die Hand wird mit einer pumpenden Bewegung auf den Ball gedrückt.
→ Zweiköpfiger Oberarmmuskel, breiter Rückenmuskel.

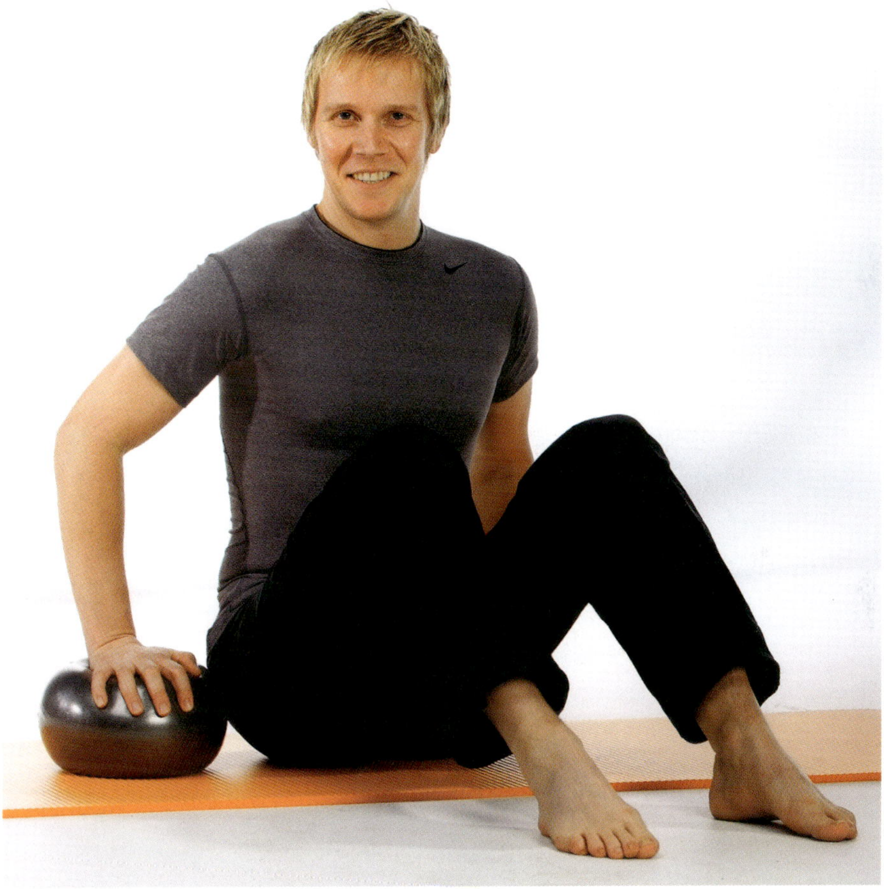

4.) Ausgangsposition wie Übung 3.). Auf dem Ball „Klavier spielen", d. h. nacheinander die Finger auf den Ball drücken.
→ Oberflächliche und tiefe Fingerbeuger, Daumenbeuger.

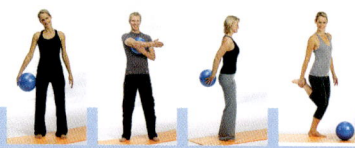
Dehnung der Arme und Finger

1.) Den Ball mit der linken Hand halten, mit der Handinnenfläche und den gestreckten Fingern der rechten Hand gegen den Ball drücken.
→ Oberflächliche und tiefe Fingerbeuger.

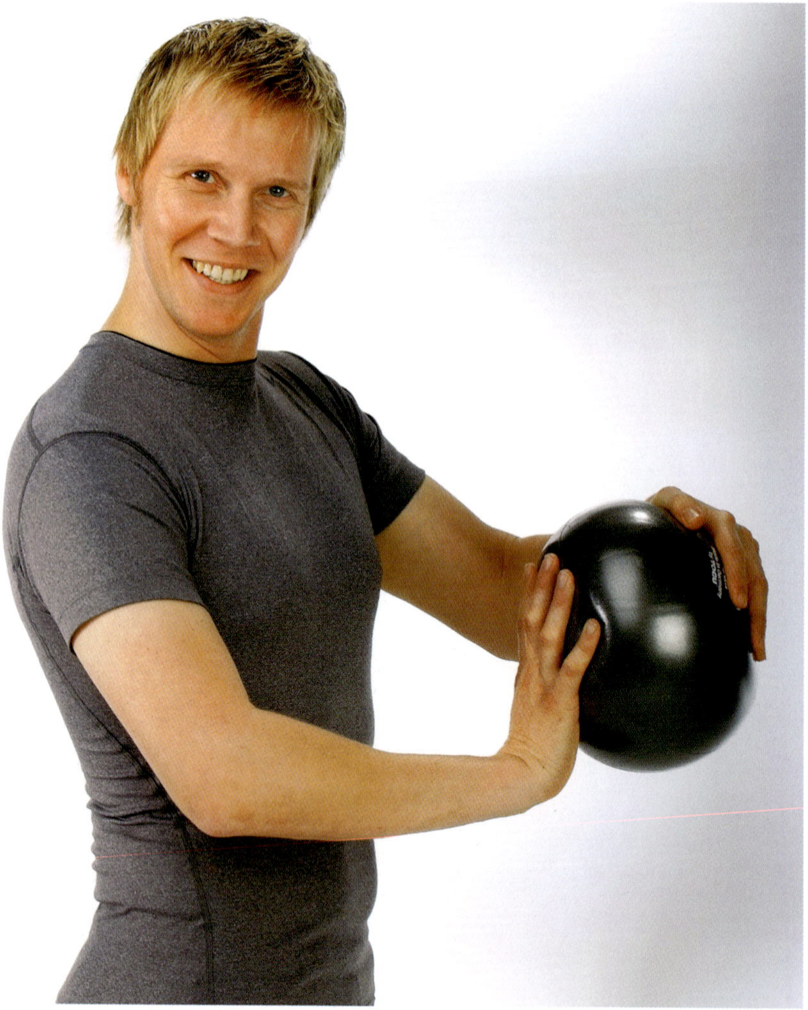

2.) Variation: Den Ball mit der Handinnenfläche und den gestreckten Fingern gegen eine Wand drücken.
→ Oberflächliche und tiefe Fingerbeuger.

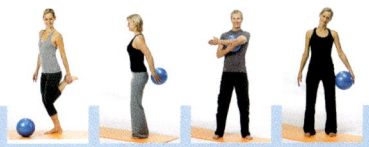
3.) Ausgangsposition leichter Grätschstand. Die rechte Hand auf den Nacken legen. Die linke Hand greift den rechten Ellbogen und zieht den Arm nach links hinter den Kopf. Gleichzeitig neigt sich der Oberkörper etwas nach links.
→ Dreiköpfiger Oberarmmuskel, breiter Rückenmuskel.

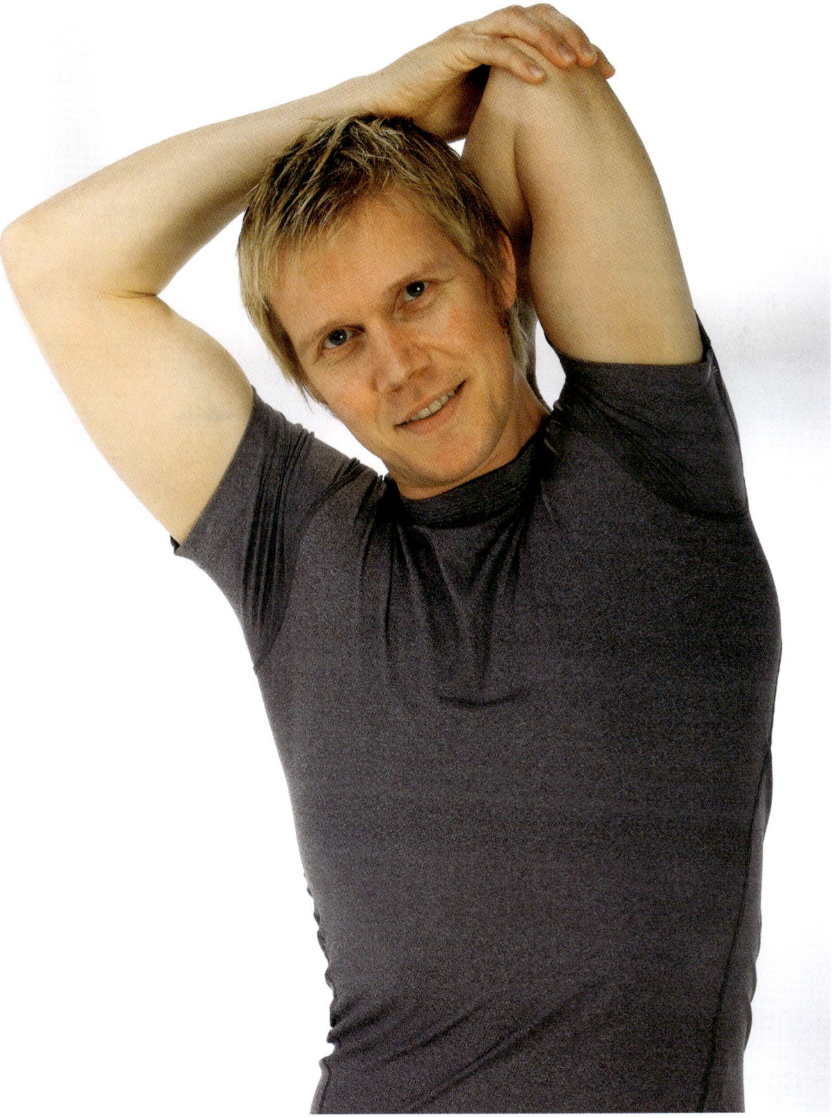

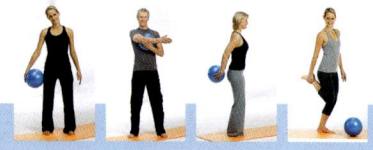

4.4   Bauch

Bauchmuskeln, das ewige Thema! Da hören wir Aussagen wie: „Ich habe keine Bauchmuskeln!" Das stimmt natürlich nicht, denn ohne Bauchmuskeln könnten wir nicht leben. Sie haben nicht nur den Zweck, unseren Körper zu formen, sondern in erster Linie unsere Organe zu schützen. Deshalb ist es wichtig, sie in einem gut trainierten Zustand zu halten.

In diesem Kapitel werden die klassischen Bauchübungen in Kombination mit dem Redondo® Ball beschrieben. Hierdurch wird zusätzlich das Gleichgewicht geschult. Bei Gleichgewichtsübungen spannen wir reflektorisch die Muskulatur an und erhalten dadurch einen außergewöhnlich guten Übungseffekt.

Auch bei den Ganzkörperübungen (siehe Kap. 4.9) werden die Bauchmuskeln sehr gut trainiert.

Folgende Hauptmuskeln werden trainiert:
M. rectus abdominis = gerader Bauchmuskel
M. obliquus internus abdominis = innerer schräger Bauchmuskel
M. obliquus externus abdominis = äußerer schräger Bauchmuskel
M. iliopsoas = Lendendarmbeinmuskel
(Adduktoren = Schenkelanzieher, siehe auch Kap. 4.7 „Oberschenkel und Gesäß")

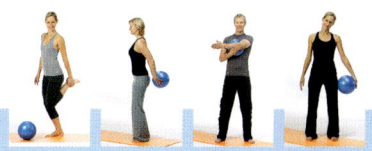

Kräftigung der Bauchmuskulatur

Hinweis:
Um den Nacken zu stützen, können die Hände an den Hinterkopf anlegt werden. Wichtig ist dabei, nicht mit den Händen am Kopf zu ziehen! Der Kopf soll bequem in den Händen liegen.

1.) In der Rückenlage die Beine in Stufenlagerung (beide Knie angewinkelt) halten, den Ball mit den Knien zusammendrücken, Kopf und Schultern anheben. Die Hände stützen den Nacken.

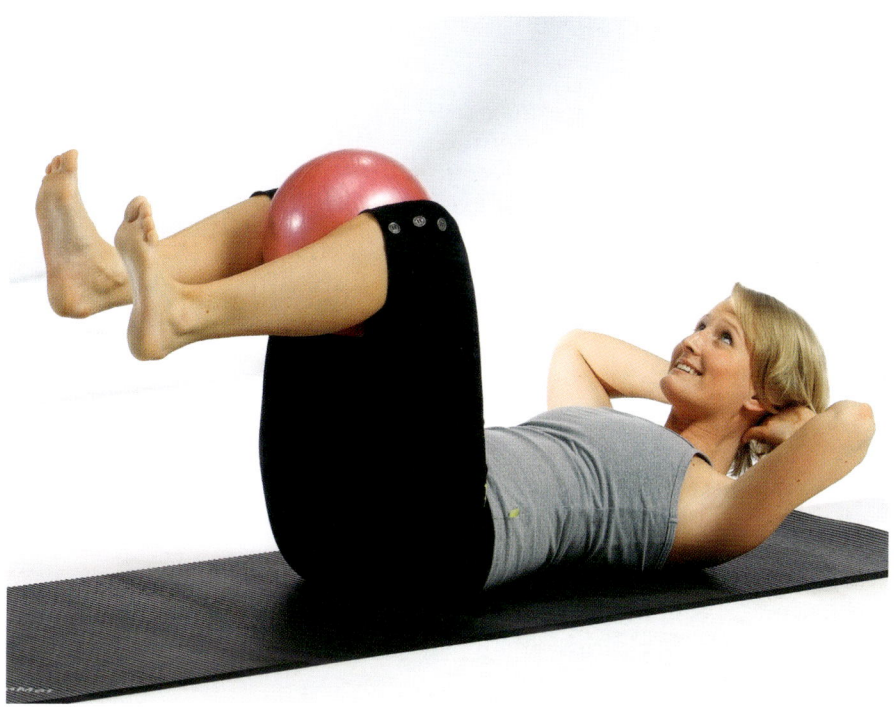

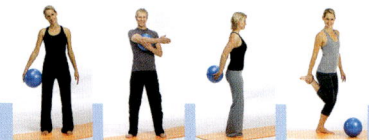

Variation: Die Arme sind nah am Körper nach vorne ausgestreckt.
→ Gerader Bauchmuskel, Schenkelanzieher.

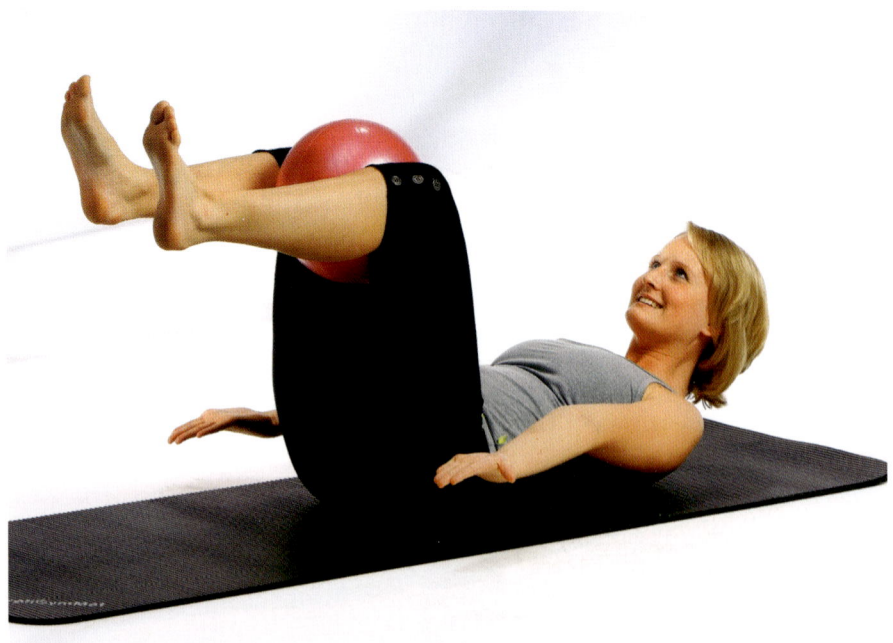

2.) Wie Übung 1.) Kopf und Schultern diagonal anheben.
→ Gerader Bauchmuskel, innerer und äußerer schräger Bauchmuskel, Schenkelanzieher.

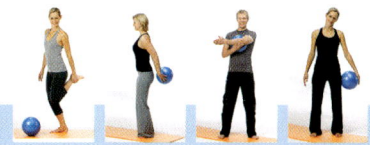
3.) Der Ball liegt unter dem Gesäß. Bei Stufenlagerung der Beine abwechselnd ein Bein ausstrecken.

→ Gerader Bauchmuskel, innerer und äußerer schräger Bauchmuskel, Lendendarmbeinmuskel.

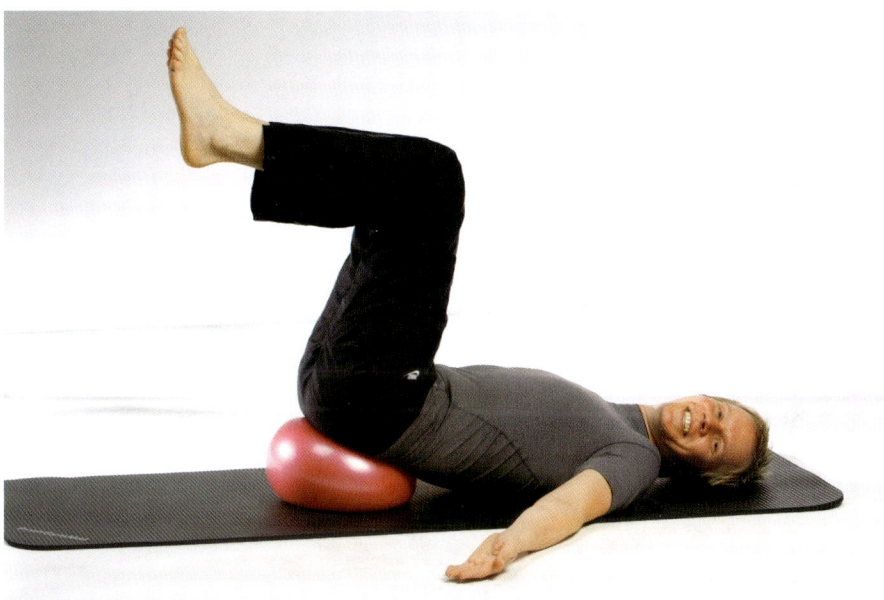

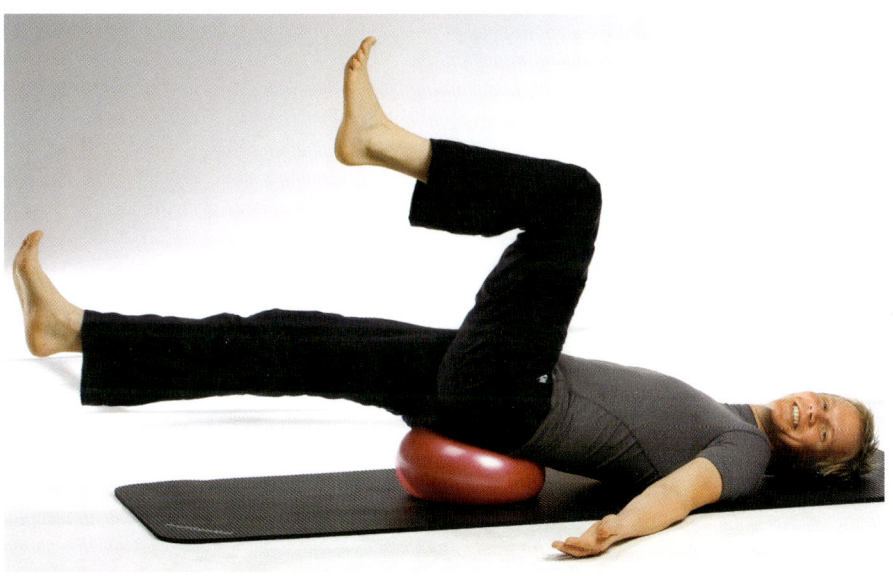

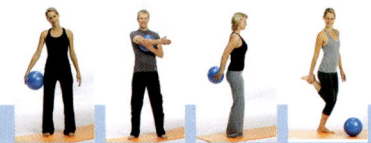

4.) Ausgangsposition wie in Übung 3.), im Wechsel ein Bein nach vorn ausstrecken, ein Bein hochstrecken.

Variante: Die gestreckten Beine machen eine Scherenbewegung.
→ Gerader Bauchmuskel, innerer und äußerer schräger Bauchmuskel, Lendendarmbeinmuskel.

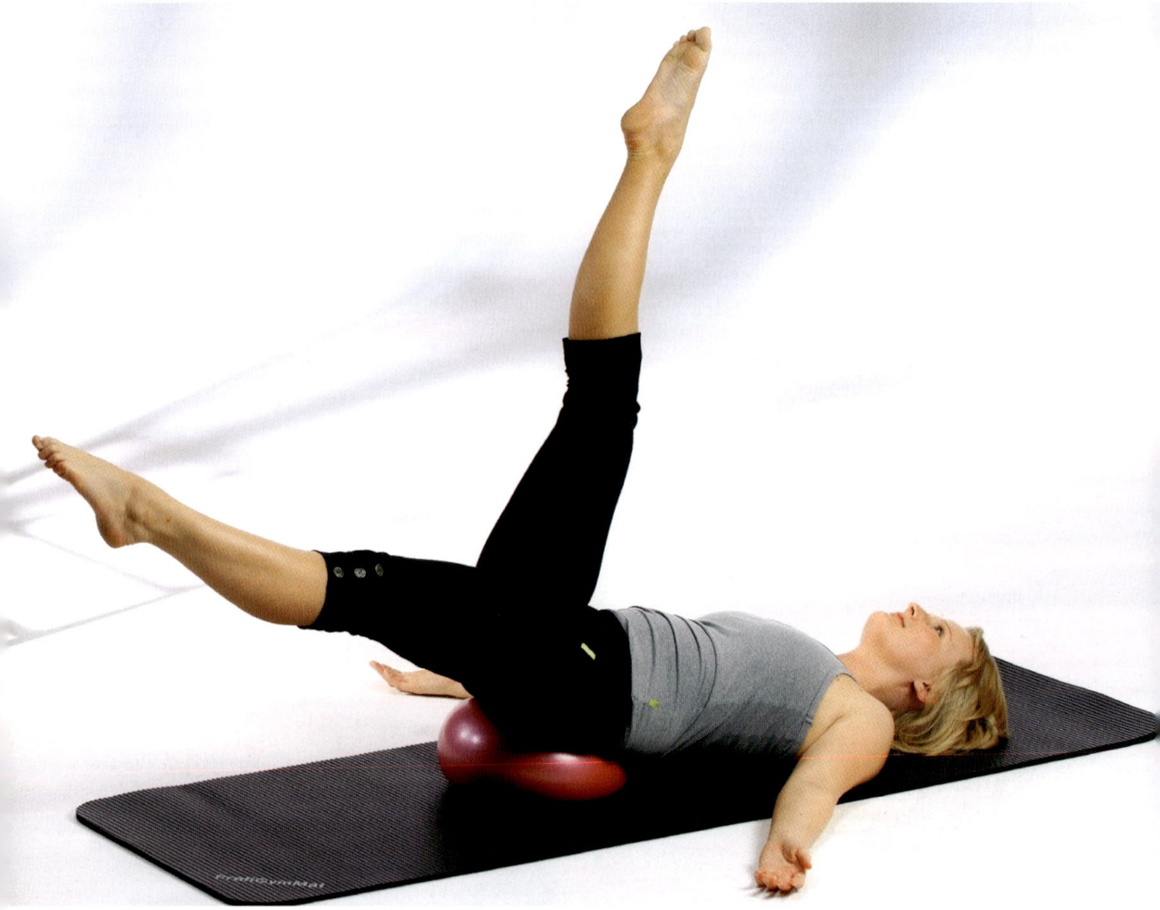

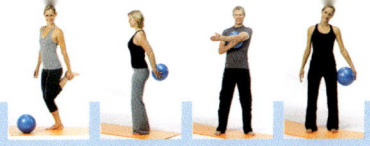

5.) Ausgangsposition wie in Übung 3.), beide Beine gleichzeitig ausstrecken und wieder heranziehen.
→ Gerader Bauchmuskel, Lendendarmbeinmuskel.

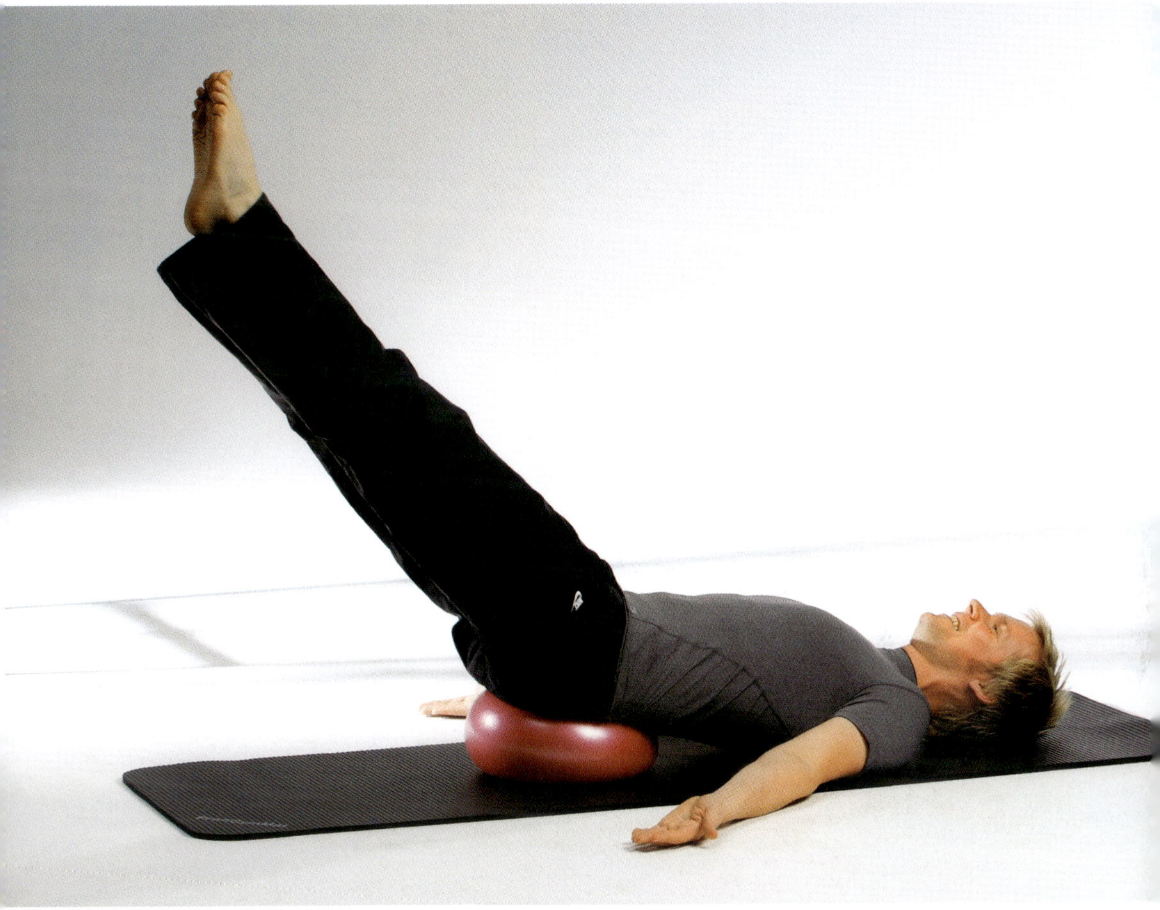

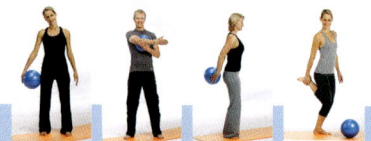

6.) Den Ball unter das Gesäß legen, in Ausgangslage die Beine in Stufenlagerung bringen und

• den Oberkörper gerade anheben und wieder ablegen.
• den Oberkörper diagonal anheben und wieder ablegen.
• die Beine leicht nach rechts und links bewegen, den Oberkörper anheben und wieder ablegen.
• den Oberkörper anheben, wieder ablegen und dabei mit den Beinen Fahrrad fahren.

→ Gerader Bauchmuskel, innerer und äußerer schräger Bauchmuskel, Lendendarmbeinmuskel.

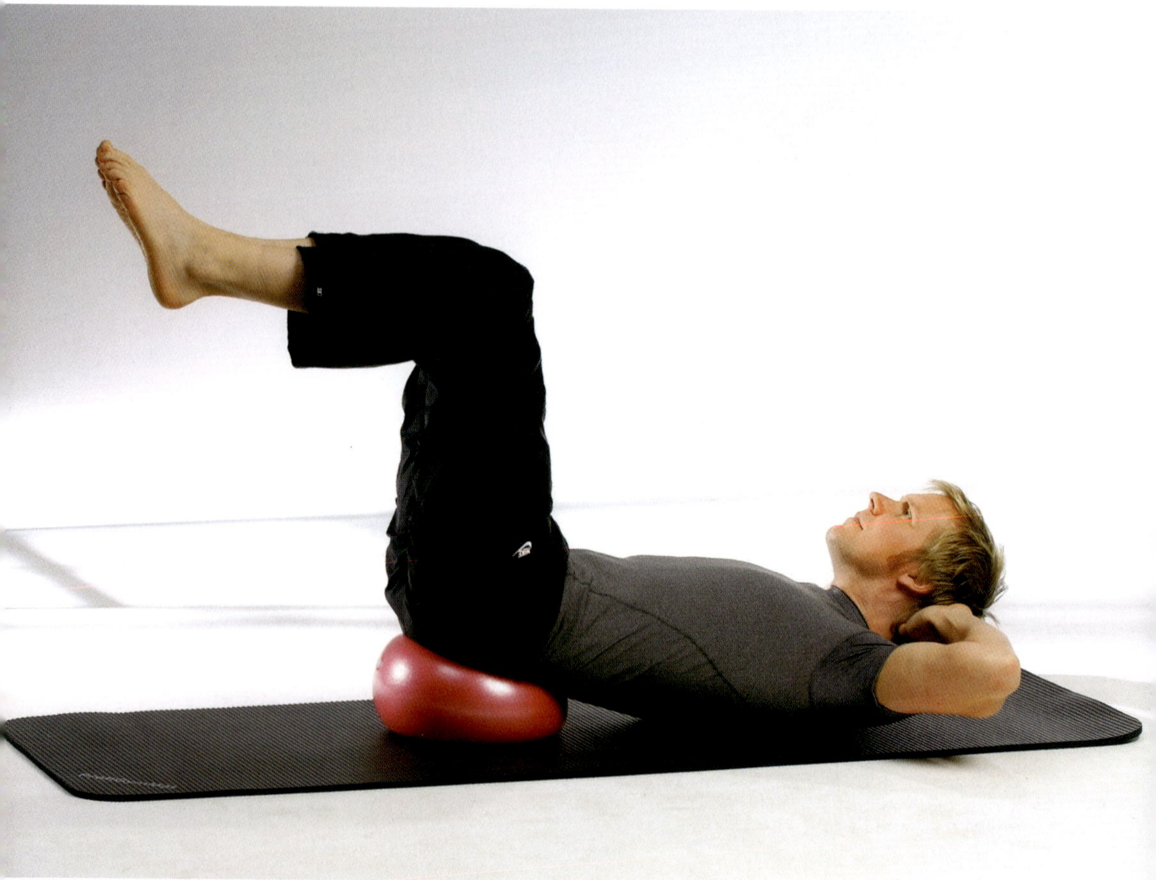

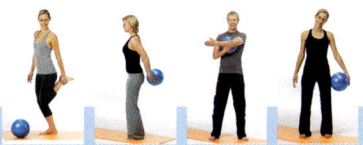

7.) Den Ball unter das Gesäß legen, die Beine in Stufenlagerung bringen, mit dem Anheben von Kopf und Schultern gleichzeitig die Beine zur Decke strecken. Dann Kopf und Schultern wieder zurücknehmen und die Beine in Stufenlagerung bringen.
→ Gerader Bauchmuskel.

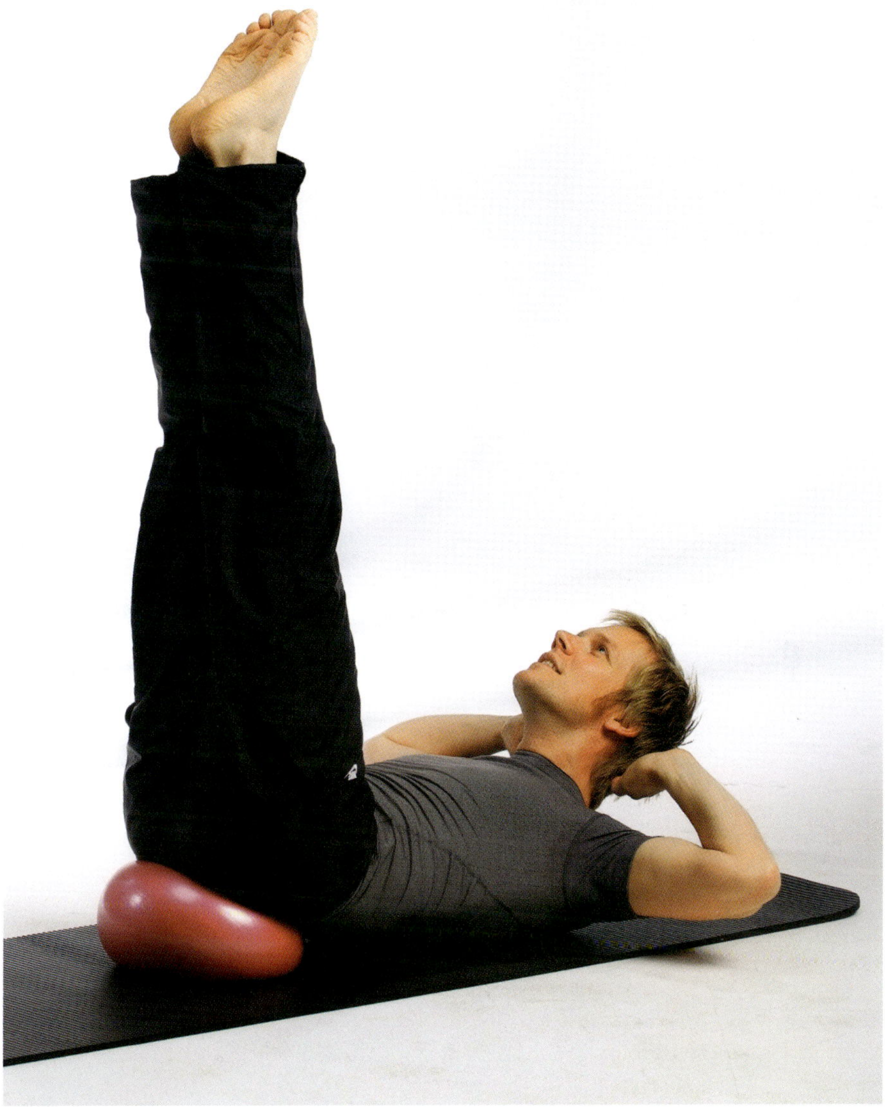

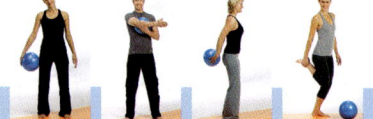

8.) Den Ball unter das Gesäß legen und die Beine hoch strecken. Beim Anheben und Senken von Kopf und Schultern die Beine grätschen und schließen.
→ Gerader Bauchmuskel, Schenkelanzieher.

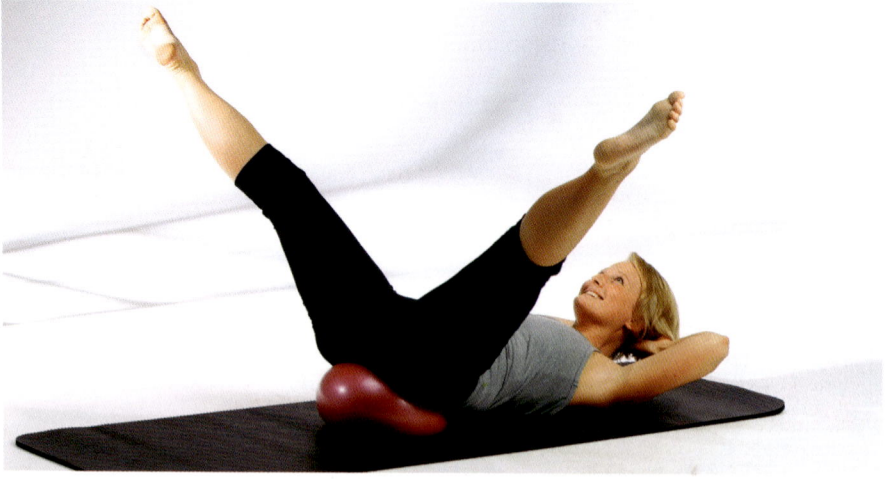

9.) Ausgangsposition wie in Übung 8.). Beim Anheben und Senken von Kopf und Schultern mit den Beinen gleichzeitig eine Scherenbewegung machen.
→ Gerader Bauchmuskel, innerer und äußerer schräger Bauchmuskel, Lendendarmbeinmuskel.

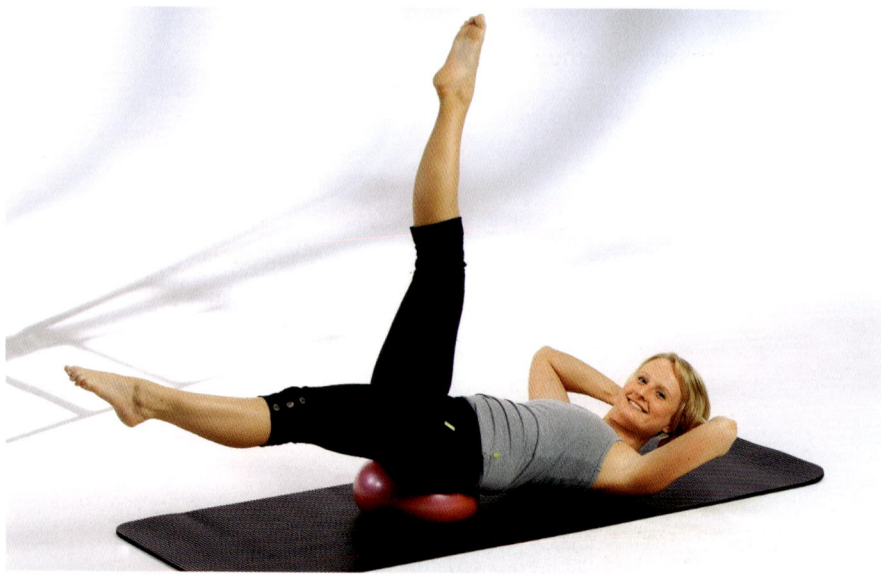

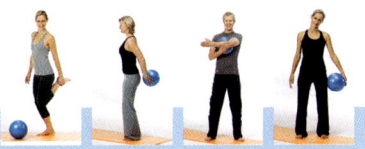

Übungen für Fortgeschrittene

10.) Den Ball an die Wirbelsäule im Bereich Kreuzbein/Lendenwirbelsäule legen, mit gestreckter Wirbelsäule den Oberkörper nach hinten neigen. Der Bewegungsimpuls kommt aus dem Hüftgelenk.
→ Gerader Bauchmuskel, Lendendarmbeinmuskel.

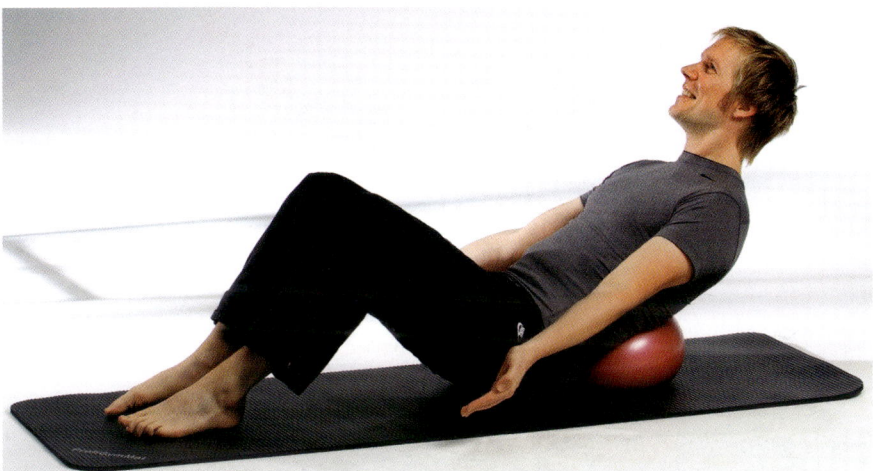

11.) Ausgangsposition wie in Übung 10.), dabei die Hände am Hinterkopf halten, um den Nacken zu stützen. Für die Bauchmuskeln ist dies die schwierigere Variante.
→ Gerader Bauchmuskel, Lendendarmbeinmuskel.

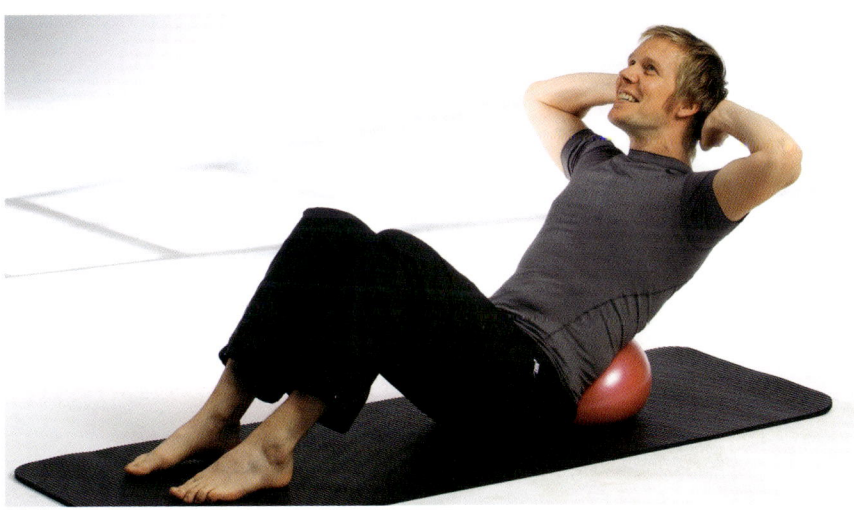

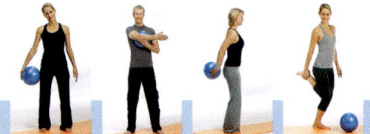
12.) Gleiche Ausgangsposition wie in Übung 10.), zunächst den Oberkörper zurückneigen, ihn dann zur Seite rotieren.
→ Gerader Bauchmuskel, Lendendarmbeinmuskel, innerer und äußerer schräger Bauchmuskel.

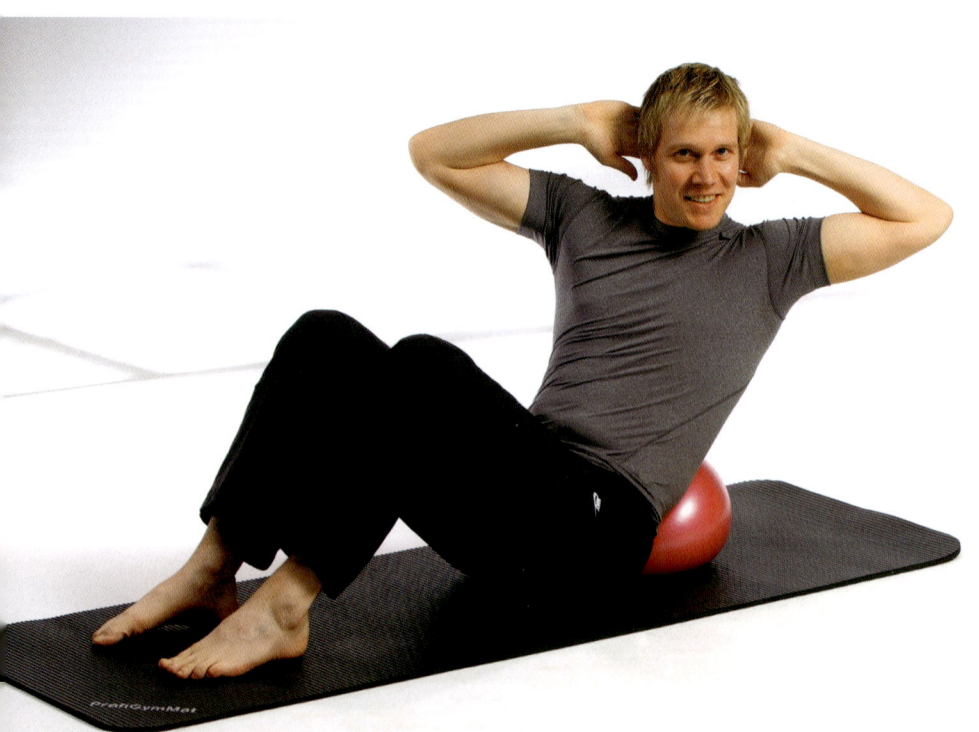

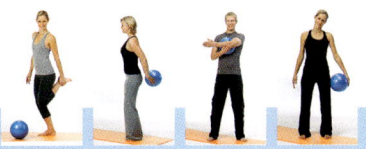
Dehnung der Bauchmuskulatur

Hinweis:
Bei vielen Menschen ist die Bauchmuskulatur schwach, deshalb ist es sehr wichtig, sie zu kräftigen.

Durch eine schlechte Körperhaltung, wie z. B. einen runden Rücken, ist die Muskulatur oft auch noch unelastisch. Deshalb ist es genauso wichtig, sie zu dehnen!

1.) Ganzkörperstreckung in der Rückenlage oder im Stand. Den Ball mit beiden Händen halten und die Arme so weit wie möglich über den Kopf ausstrecken.

2.) In der Rückenlage den Körper ausstrecken. Zur Verstärkung der Dehnung kann der leicht aufgepumpte Ball unter die Lendenwirbelsäule gelegt werden.

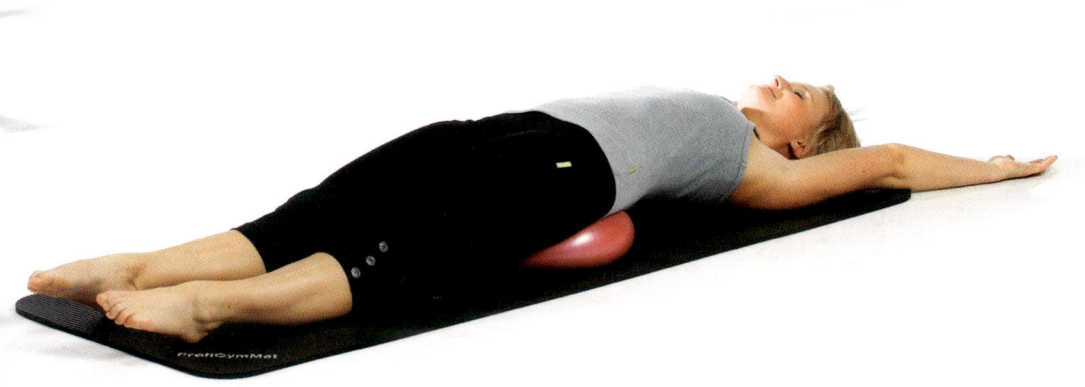

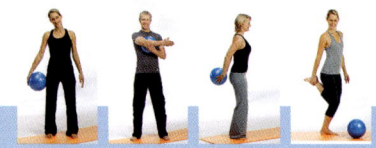

4.5   Rücken

Rücken und Bauch sollten immer in einem ausgewogenen Verhältnis trainiert werden. Die Rückenmuskulatur, gemeinsam mit einer gut trainierten rückwärtigen Schultermuskulatur, ist für eine aufrechte Haltung zuständig. Neben der Kräftigung ist die Dehnung und Mobilisierung (vgl. Kap. 4.5.1) besonders wichtig, da Rücken-schmerzen oft ihren Ursprung in einer Unbeweglichkeit der Muskulatur haben.

Folgende spezielle Rückenmuskeln werden trainiert:
M. erector spinae = Rückenstrecker
M. quadratus lumborum = viereckiger Lendenmuskel

Bei allen Übungen sind die Muskeln des Schultergürtels beteiligt, u. a.:
Mm. rhomboideus = kleiner und großer Rautenmuskel
M. levator scapulae = Schulterblattheber
Mm. pectoralis = kleiner und großer Brustmuskel
M. serratus anterior = vorderer Sägemuskel
M. latissimus dorsi = breiter Rückenmuskel

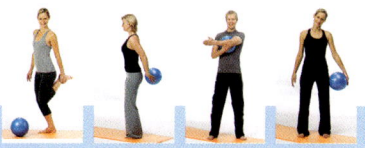
Kräftigung der Rückenmuskulatur

Übungen im Stand und Kniestand

1.) Ausgangsposition im leichten Grätschstand, die Füße sind parallel nach vorn gerichtet. Den Ball locker mit den Händen festhalten. Mit gestreckter Wirbelsäule den Oberkörper nach vorn neigen. Der Bewegungsimpuls kommt aus dem Hüftgelenk. Den Kopf in Verlängerung der Wirbelsäule halten, die Halswirbelsäule ist gestreckt. Die Arme diagonal nach oben ausstrecken. Ball, Schultern und Becken bilden eine diagonale Linie.
→ Rückenstrecker, Schultermuskulatur.

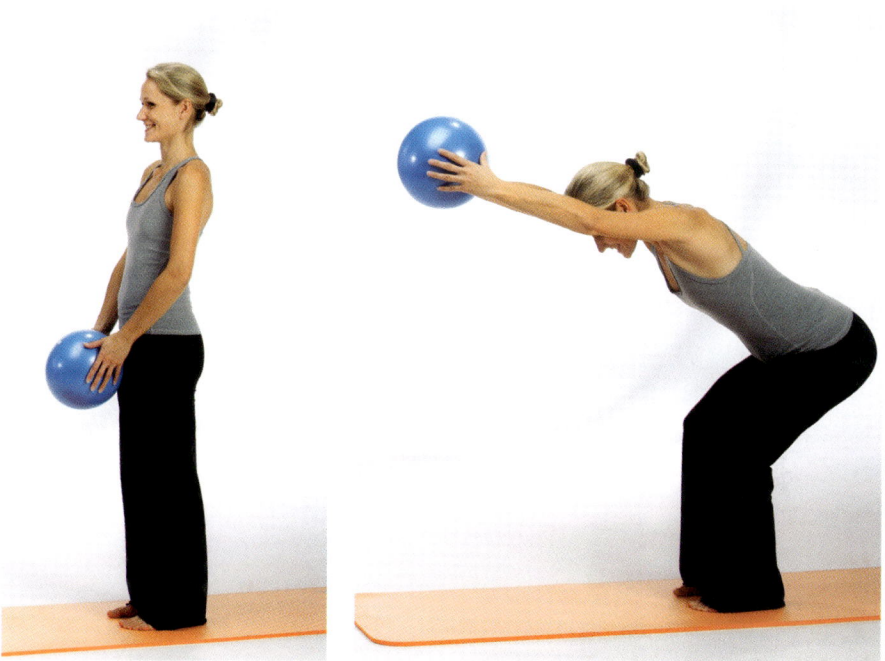

2.) Wie Übung 1.), den Ball mit den Händen fest zusammengedrückt halten.
→ Rückenstrecker, Schultermuskulatur.

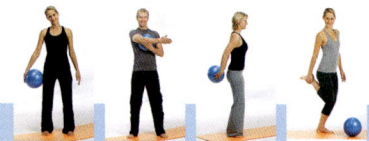
3.) Ausgangsposition im leichten Grätschstand, die Füße sind parallel nach vorn gerichtet. Den Ball mit der Hand locker am rechten Oberschenkel halten. Den Oberkörper zur Seite neigen, dabei bleibt der Blick nach vorn gerichtet. Die Schulterblätter an die Wirbelsäule heranziehen. Den Ball in Richtung Knie rollen.
→ Einseitiger Rückenstrecker und viereckiger Lendenmuskel.

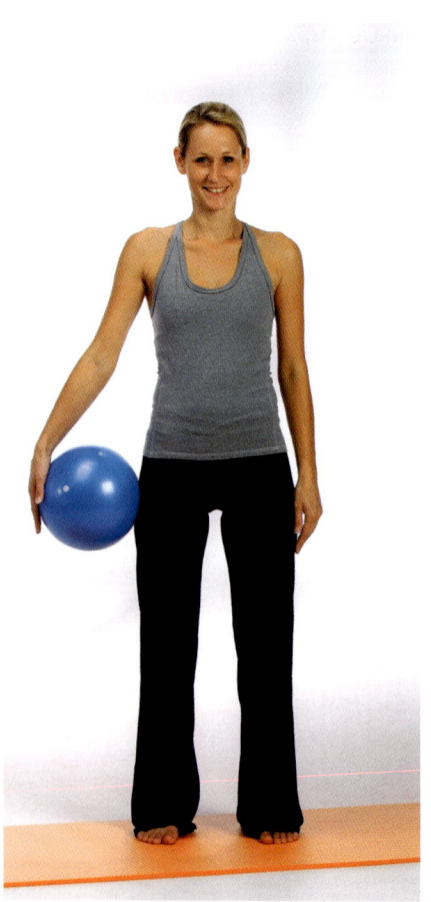 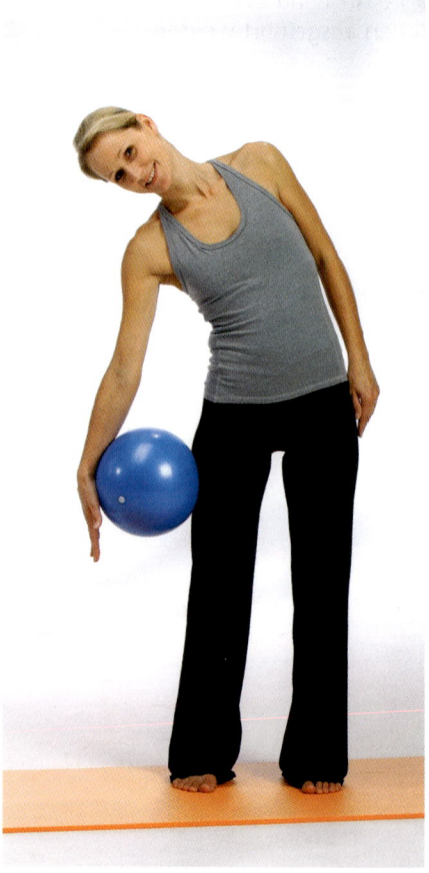

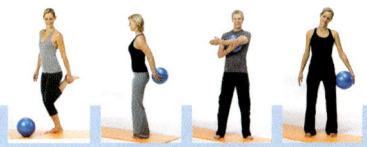
4.) Wie Übung 3.), den Ball mit der Hand fest an den Oberschenkel drücken.
→ Einseitiger Rückenstrecker, viereckiger Lendenmuskel und breiter Rückenmuskel.

Eine Variante dieser Übung gibt es in Kap. 4.9 „Ganzkörperübungen", Übung Nr. 2.

5.) Ausgangsposition ist der Vierfüßlerstand. Unter dem rechten Knie liegt der
Ball. Er darf nur so viel Luft haben, dass das Knie fast den Boden berührt. Nun das
linke Bein und den rechten Arm ausstrecken. Diese Position halten oder als Variante Arm und Bein beugen und strecken. Die Übung sollte nur von Fortgeschrittenen ausgeführt werden.
→ Rückenstrecker.

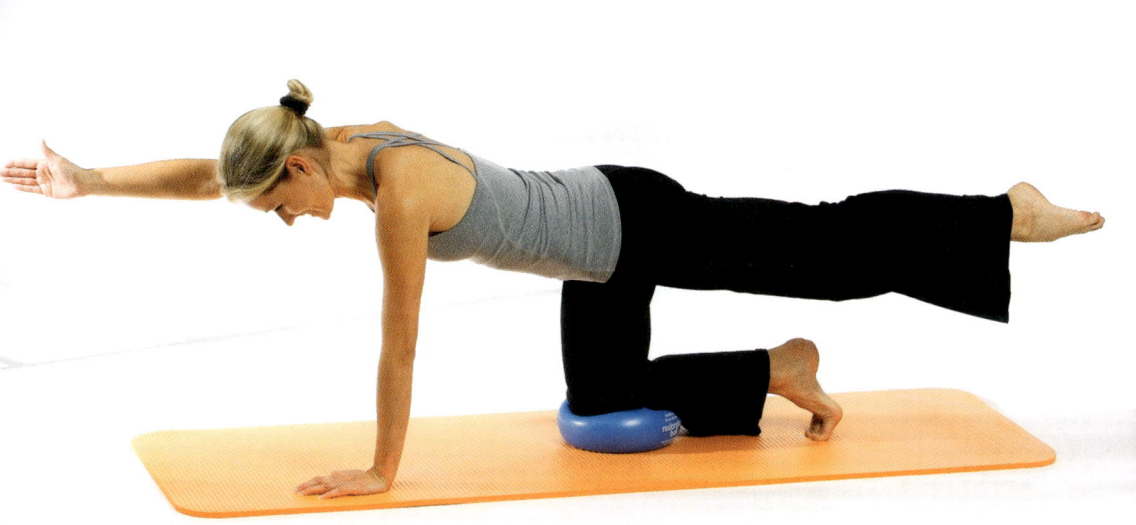

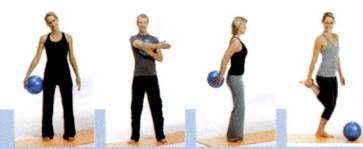
Übungen in der Bauchlage

Übungen in der Bauchlage sind bei den Teilnehmern oft sehr unbeliebt. Allein die Ankündigung ruft regelmäßig Unmut hervor. Das liegt daran, dass die Wirbelsäule hier in eine Streckung kommt, die sie von der alltäglichen Haltung nicht gewohnt ist. Wir neigen gerne dazu, die Schultern nach vorn hängen zu lassen. Wenn die Arme in der Bauchlage gegen die Schwerkraft angehoben werden sollen, erfordert das einen hohen Kraftaufwand für die Rücken- und Schultermuskulatur. Regelmäßige, kurze Übungseinheiten schaffen hier schnelle Erfolge.

In der Bauchlage ist besonders auf die korrekte Rumpfspannung zu achten. Lockere Bauchmuskeln und übermäßiges Anspannen der Nackenmuskulatur sind die häufigsten Fehler, sie führen dazu, dass der Trainierende in einem verstärkten Hohlkreuz liegt (vgl. Kap. 3 „Körperwahrnehmung").

Sollte es zu einem unangenehmen, schmerzartigen Gefühl in der Lendenwirbelsäule kommen, legt man ein kleines Kissen oder ein aufgerolltes Handtuch unter das Becken.

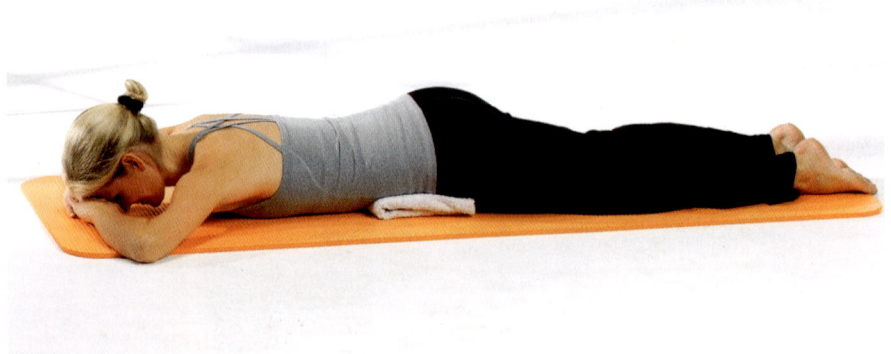

ⓘ Hinweis:
- **Den Bauch anspannen: „Bauchnabel nach innen ziehen."**
- **Die Gesäßmuskulatur anspannen!**
- **Die Nase zeigt nach unten, Blick zum Boden und die Halswirbelsäule strecken.**
- **Die Schulterblätter an die Wirbelsäule und in Richtung Becken ziehen.**

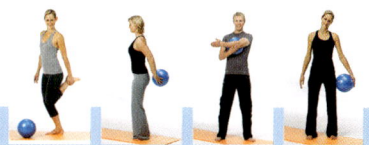

6.) Zunächst den Ball mit beiden Händen vor dem Kopf halten, dann mit der rechten Hand über dem Rücken oder dem Gesäß in die linke Hand geben, vor dem Kopf den Ball wieder in die rechte Hand geben.
→ Rückenstrecker, Schultergürtel.

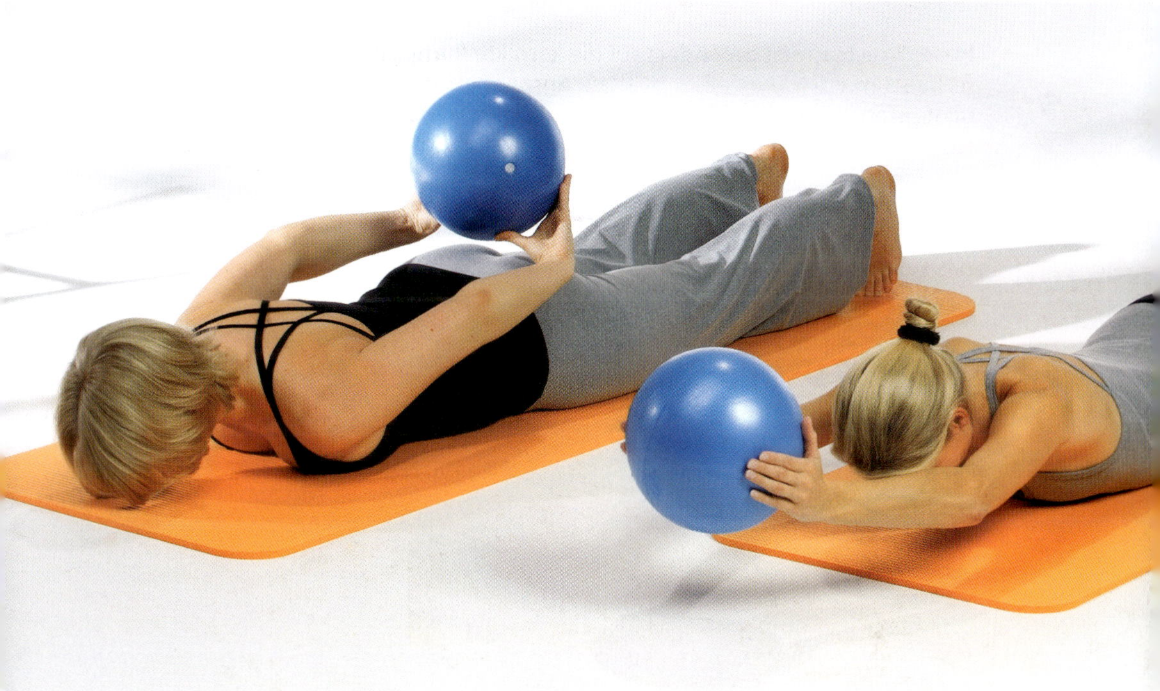

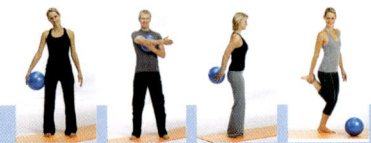
7.) In der Ausgangsposition den Ball mit beiden Händen vor dem Kopf halten.
- Die Arme strecken und beugen.
- Die Arme heben und senken.
- Mit dem Ball einen vertikalen Kreis beschreiben.
- Mit dem Ball einen horizontalen Kreis beschreiben, „Suppe rühren".

→ Rückenstrecker, Schultergürtel.

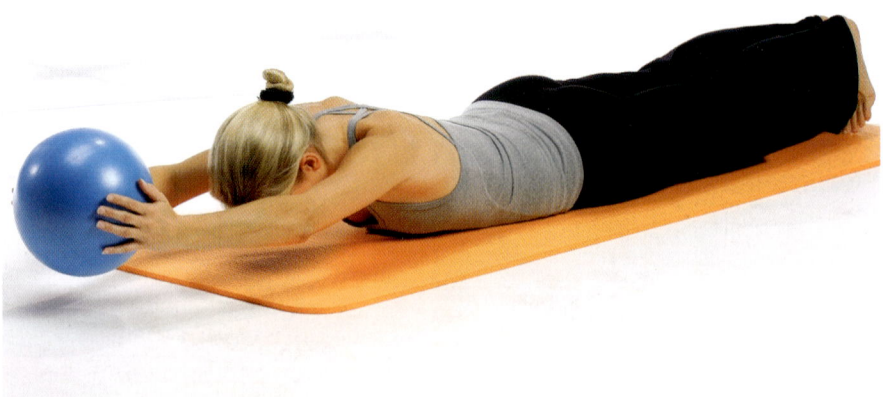

8.) Ausgangsposition wie in Übung 7.). Nun den Oberkörper nach rechts und links neigen.

→ Rückenstrecker, viereckiger Lendenmuskel, Schultergürtel.

ⓘ **Hinweis:**
Diese Übungen sind noch anspruchsvoller, wenn man den Ball mit beiden Händen fest zusammengedrückt hält.

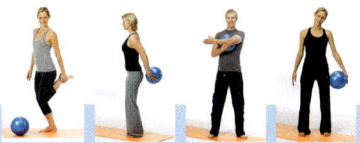

9.) Die Übungen von Nr. 7) lassen sich auch wunderbar als Partnerübung durchführen. Dann macht das Training noch mehr Spaß!

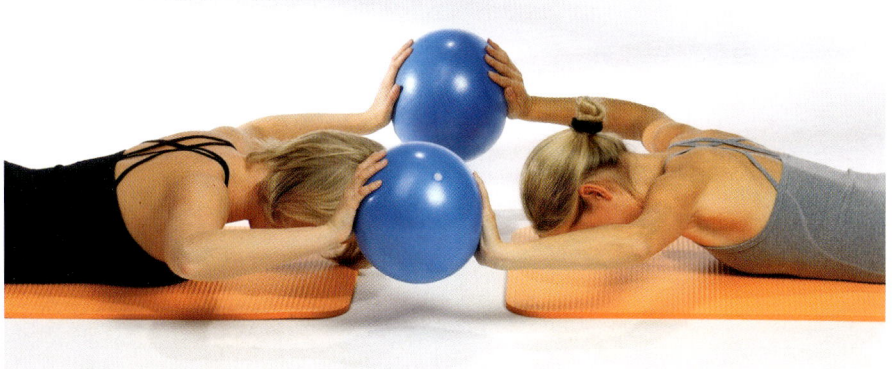

10.) Der Ball liegt auf dem Nacken und wird mit den Händen gehalten. Die Ellbogen nach oben strecken und die Schulterblätter zusammenziehen.
→ Rückenstrecker, Schultergürtel.

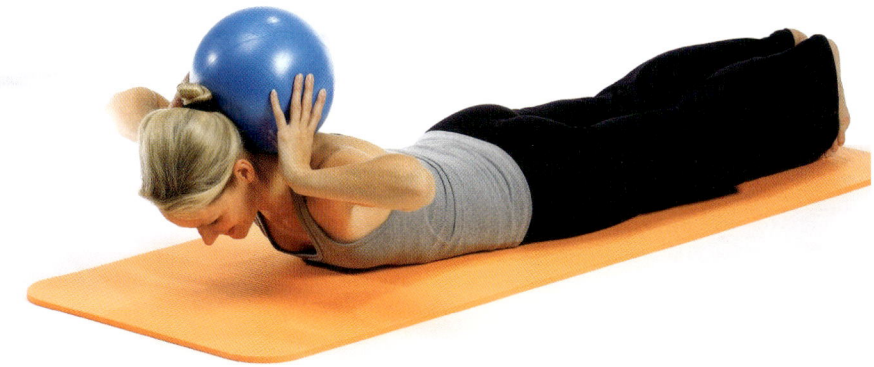

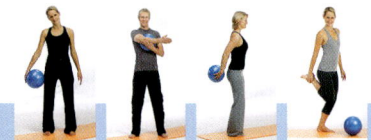
11.) Den Ball zwischen die Fußgelenke nehmen, den Kopf seitlich auflegen oder die Stirn auf die Hände legen. Nun den Ball zusammengedrückt halten und die Beine etwas anheben und wieder senken.
→ Rückenstrecker, Gesäßmuskulatur.

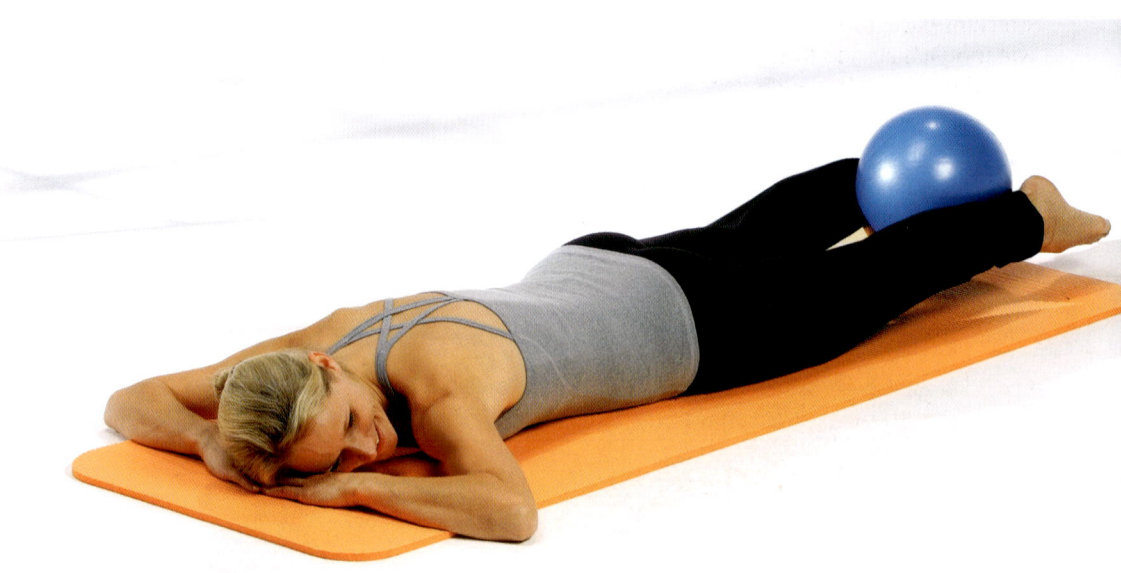

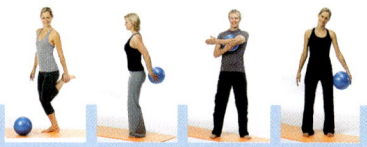

Dehnung der Rückenmuskulatur

Hinweis:
Die Dehnung der Schultergürtelmuskulatur bitte in Kap. 4.2 „Schulter-gürtel" nachlesen.

1.) Ausgangsposition ist die Rückenlage, wobei man die Knie so eng wie möglich an den Oberkörper zieht, die sogenannte *Päckchenlage*. Um die gesamte Rücken-streckmuskulatur zu dehnen, hebt man den Kopf an und geht mit der Stirn so nah wie möglich zu den Knien. Als Erleichterung stützt man mit einer Hand den Kopf. Der Kopf kann aber auch liegen bleiben, dann dehnt man nur den unteren Teil der Rückenstrecker.
→ Rückenstrecker.

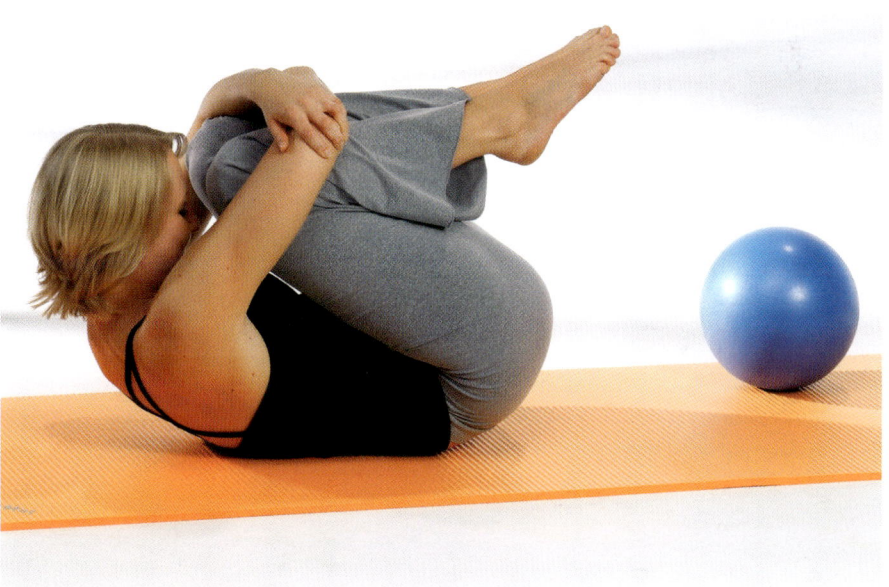

2.) Eine alternative Übung ist die Dehnung im Fersensitz. Den Oberkörper nach vorn neigen, die Stirn berührt den Boden, die Arme neben dem Körper ablegen. Diese Übung ist für Teilnehmer mit einer schmerzenden Nackenmuskulatur leich-ter, da der Kopf nicht gehalten werden muss.
→ Rückenstrecker.

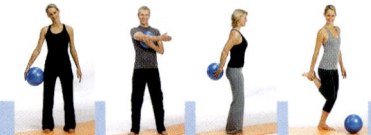
3.) Ausgangsposition wie in Übung 1.). Um die Dehnung zu verstärken, legt man den leicht aufgepumpten Ball unter das Kreuzbein.
→ Rückenstrecker.

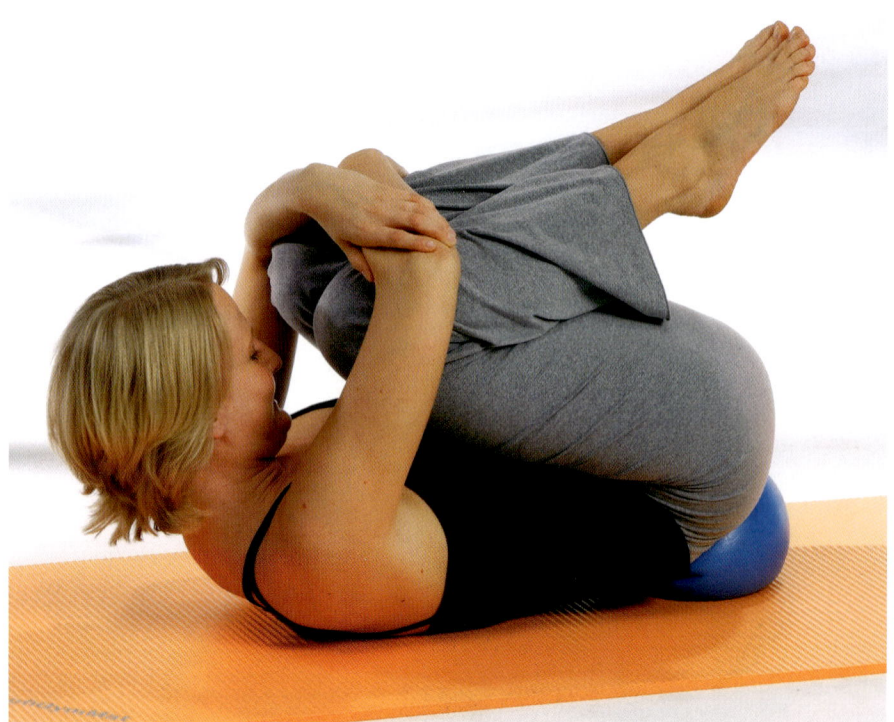

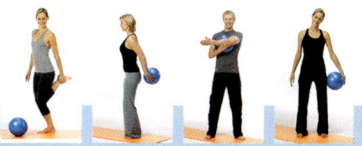
4.) Ausgangsposition für die Flankendehnung ist der leichte Grätschstand. Den Ball mit beiden Händen über dem Kopf halten und den Oberkörper zur Seite neigen. Der Ball dient als Orientierungshilfe. Damit sich der Rumpf nicht überstreckt, die Arme so halten, dass man den Ball noch sehen kann. Außerdem den Bauch fest anspannen und die Knie leicht gebeugt halten.
→ Einseitiger Rückenstrecker und viereckiger Lendenmuskel.

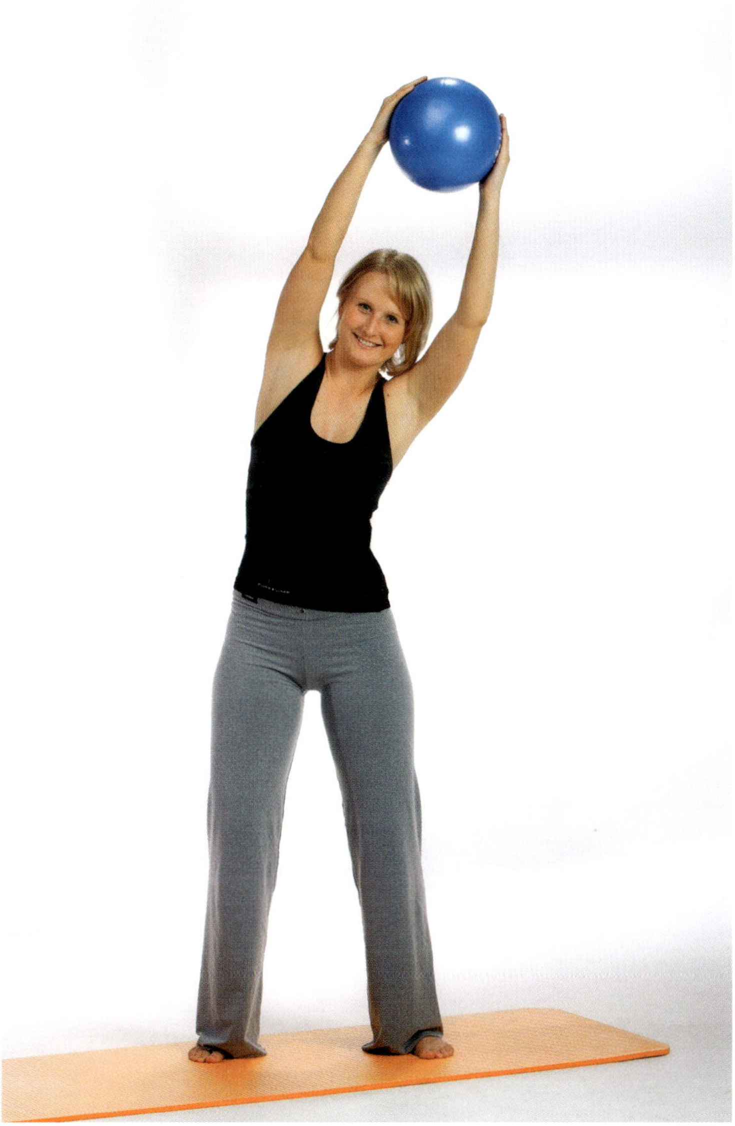

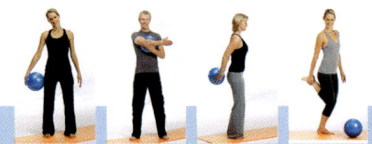
5.) Die Selbstumarmung ist eine effektive Übung zur Dehnung des oberen Rückens. Im leichten Grätschstand mit lockeren Knien die Hände jeweils (so weit es geht) auf das entgegengesetzte Schulterblatt legen. Gleichzeitig die Schulterblätter auseinanderziehen, die Brustwirbelsäule runden und den Kopf nach vorn neigen.
→ Rückenstrecker (besonders der obere Anteil), Kapuzenmuskel, Deltamuskel.

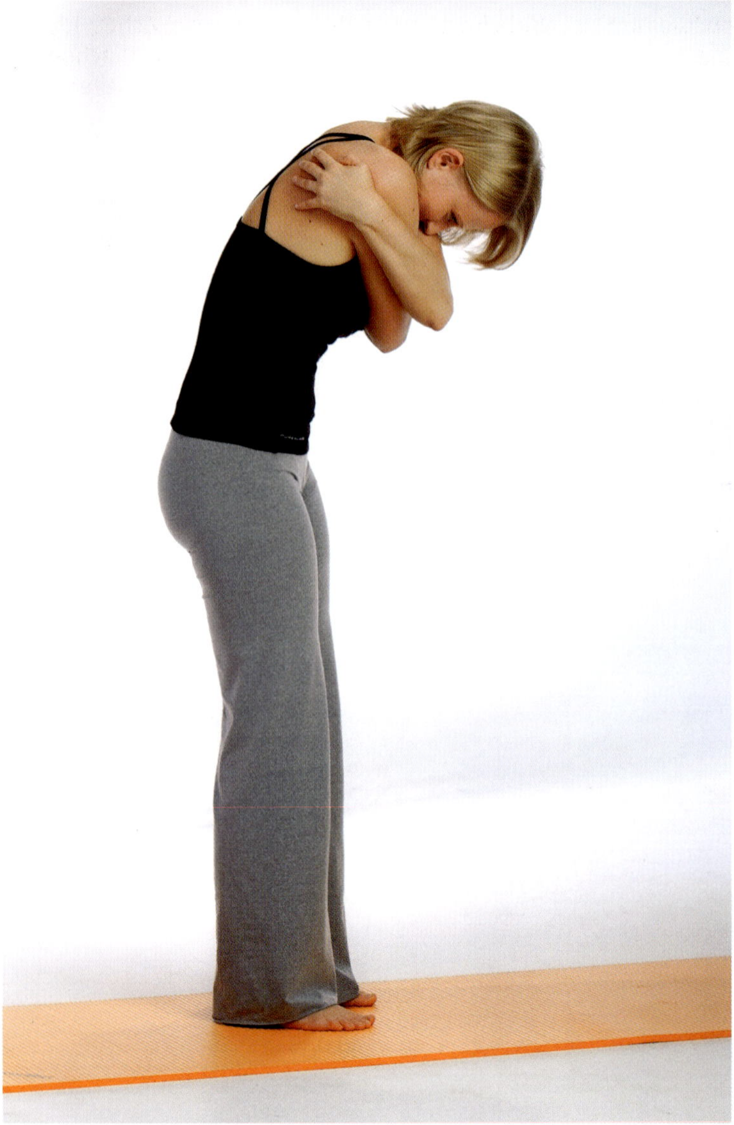

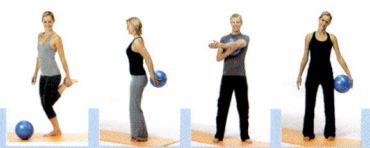

4.5.1   Mobilisierung der Wirbelsäule

Neben der Kräftigung und Dehnung der Muskulatur des Rückens ist die Mobilisierung ein unbedingtes „Muss" in einem Übungsprogramm für den Rücken. Viele Menschen leiden, teilweise bedingt durch ihre meist sitzende, berufliche Tätigkeit, unter starken Verspannungen im Rückenbereich. Dies kann Schmerzen verursachen, die bis zur Arbeitsunfähigkeit führen können.

Die Mobilisierung der Wirbelsäule wirkt dem entgegen. Wichtig ist, dass sie in allen anatomisch zulässigen Bewegungsrichtungen sanft durchgeführt wird. Neben der Vor- und Rückneigung sind Bewegungen wie die Seitenneigung und die Rotation des Rumpfs möglich.

Diese Bewegungen werden vorzugsweise nach der Erwärmung im Stand durchgeführt. Dabei wird der Redondo® Ball mit beiden Händen über dem Kopf oder vor dem Körper gehalten und langsam in die entsprechende Bewegungsrichtung geführt.

Bei der Durchführung der nachfolgend beschriebenen Mobilisationsübungen für die einzelnen Wirbelsäulenabschnitte sollte der Ball grundsätzlich nur mit wenig Luft gefüllt sein. Das gilt vor allem für ungeübte Teilnehmer.

Hinweis:
Der Redondo® Ball sollte beim Unterlegen in allen Wirbelsäulenbereichen eine Wohlfühlhöhe haben!

Übungen für die Lendenwirbelsäule

Ausgangsposition:
Rückenlage, der Ball liegt unter dem Rücken am Übergang Kreuzbein/Steißbein. Die Arme liegen seitlich ausgestreckt auf dem Boden, die Füße sind aufgestellt. Die Knie sollen bei den Übungen nicht zur Seite kippen.

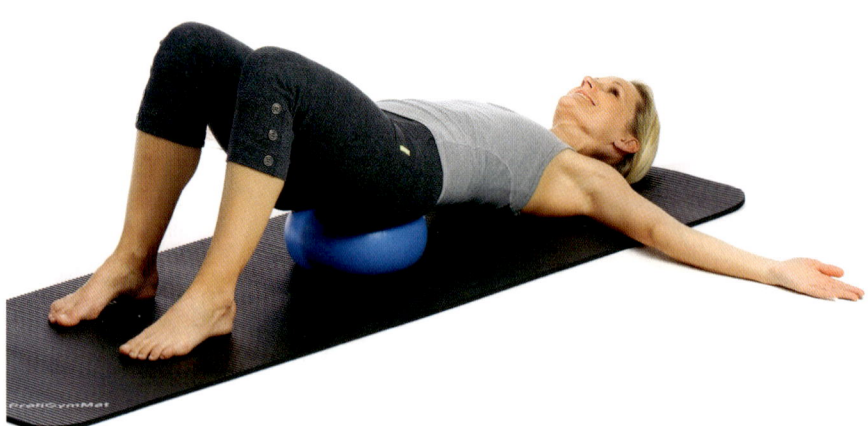

1.) Das Becken wird wechselseitig von rechts nach links bewegt, dabei rollt es über den Ball. Die Beine bleiben ruhig auf dem Boden stehen.

2.) Das Becken macht eine Kippbewegung vor und zurück.

3.) Das Becken beschreibt mit dem Ball einen Kreis.

Hinweis:
Die gleichen Übungen sind auch im Stand an der Wand möglich. Dabei hält der Übende den Ball mit dem Becken an der Wand.

Da neben der Mobilisierung der Wirbelsäule gleichzeitig die Körperwahrnehmung geschult wird, sollte auch hier dringend auf eine langsame Bewegungsausführung geachtet werden!

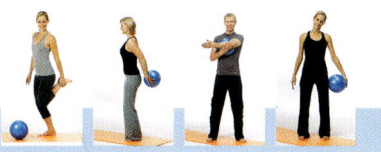

Übungen für die Brustwirbelsäule

Im Bereich der Brustwirbelsäule wird oft auch ein mit wenig Luft gefüllter Ball, als unangenehme, sehr hohe Unterlage empfunden, weil es zu einer Bewegung entgegen der natürlichen Rundung der Wirbelsäule kommt. Zusätzlich wird der Nackenbereich nach hinten hin überstreckt.
Wir empfehlen die Durchführungen der folgenden Übungen dennoch, wenn keine gesundheitlichen Einschränkungen im Bereich der Halswirbelsäule vorhanden sind. Ungeübte Sportler sollten jedoch zunächst nicht mehr als zwei der beschriebenen Übungen hintereinander ausführen.

1.) In der Rückenlage sind die Füße aufgestellt, die Knie im 90°-Winkel. Den Redondo® Ball unter die Brustwirbelsäule legen. Die Arme seitlich ausgestreckt auf dem Boden ablegen.

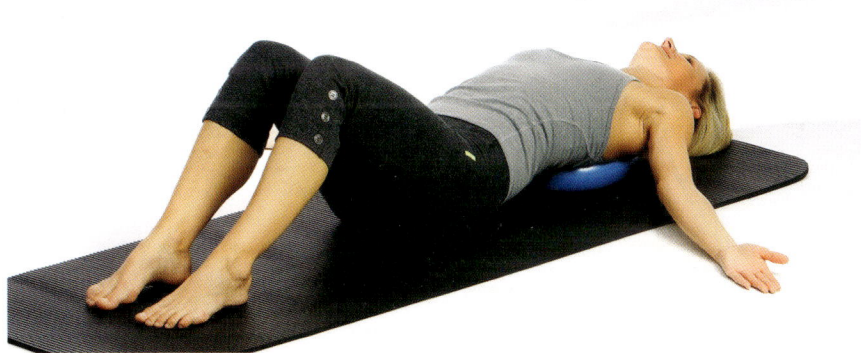

2.) Ausgangsposition wie in Übung 1.). Die Arme am Boden entlangschieben und kopfwärts ausstrecken.

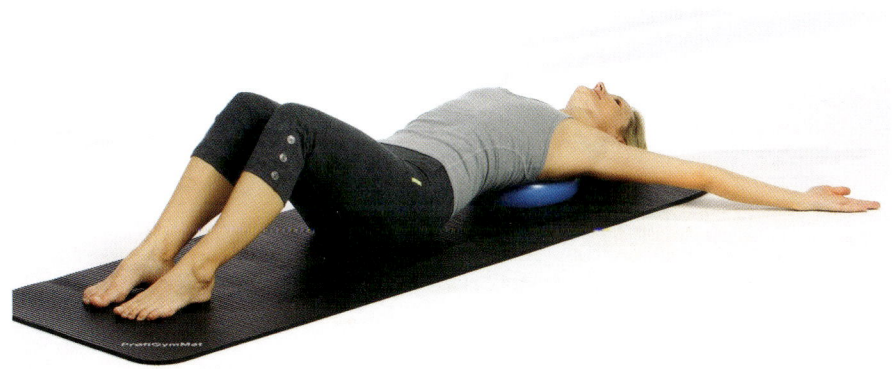

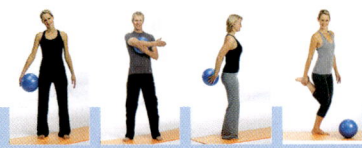
Hinweis:
Eine stark verkürzte Brustmuskulatur hat häufig zur Folge, dass die Teil-
nehmer nicht in der Lage sind, die Arme hinter dem Kopf auf dem Boden
abzulegen. Diesen Übenden empfehlen wir, die Arme, auf dem Boden
liegend, so weit hochzuschieben, wie es ihre körperliche Verfassung
zulässt. Dabei sollten die Arme auf jeden Fall den Bodenkontakt halten!

3.) In der Ausgangsposition (vgl. Übung 1.) abwechselnd das rechte und linke Schulterblatt in den Ball drücken. Dabei rollt der Brustkorb von einer Seite zur anderen.

4.) Beide Arme werden gleichzeitig erst in Kopfhöhe auf dem Boden abgelegt, dann in Richtung Decke gestreckt, danach dicht neben dem Körper abgelegt.

5.) Die Arme neben dem Kopf ablegen. Wechselseitig die Arme noch mehr nach hinten schieben.

6.) Die Arme werden vor der Brust gebeugt und von rechts nach links geführt. Dabei greifen die Finger ineinander.

7.) Die Arme werden in die Luft gestreckt (Fingerspitzen zeigen zur Decke), wechselseitig zieht ein Arm immer ein Stück nach oben heraus.

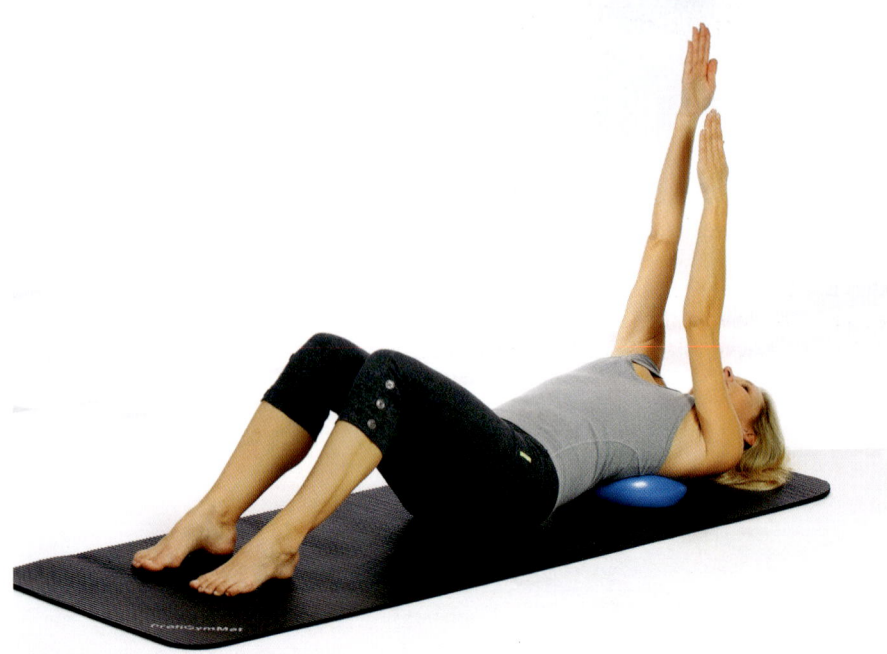

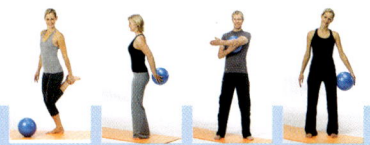
8.) Gleiche Übung wie 7.) mit aneinandergelegten Händen.

9.) Die Arme werden am Boden in Schulterhöhe abgelegt und vor dem Körper zusammengeführt (Öffnen und Schließen der Arme).

10.) Die Arme werden zur Decke gestreckt, zueinander geführt (Handflächen aneinander) und zusammen so weit wie möglich zu einer Seite auf dem Boden abgelegt. Dabei trennen sich die Handflächen.

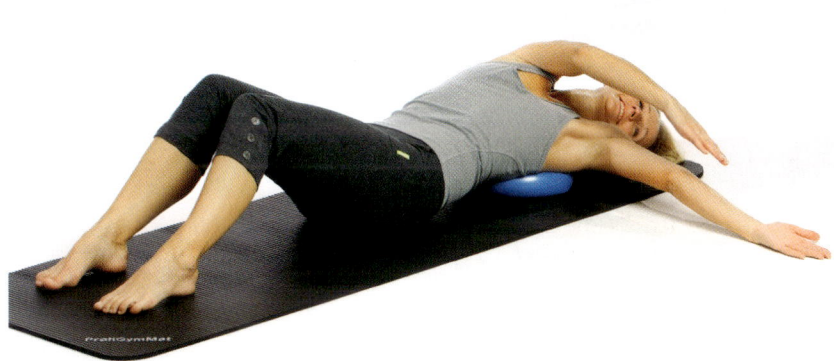

Hinweis:
Um die Wirkung dieser Übungen auf den Körper deutlich zu spüren, ist es ratsam, nach ihrer Durchführung den Redondo® Ball zunächst zur Seite zu legen. Die Teilnehmer bleiben eine Weile ohne Ball liegen und „spüren nach".

Übungen für die Halswirbelsäule

Siehe auch Kap. 5.1 „Entspannung" („Zeichnen").

Ausgangsposition:
Rückenlage, der Ball liegt im Hals-Nacken-Bereich, die Füße sind auf dem Boden aufgestellt. Die Teilnehmer kontrollieren, ob sie bequem liegen können und verändern, nach eigenem Empfinden, den Luftgehalt des Redondo® Balls.

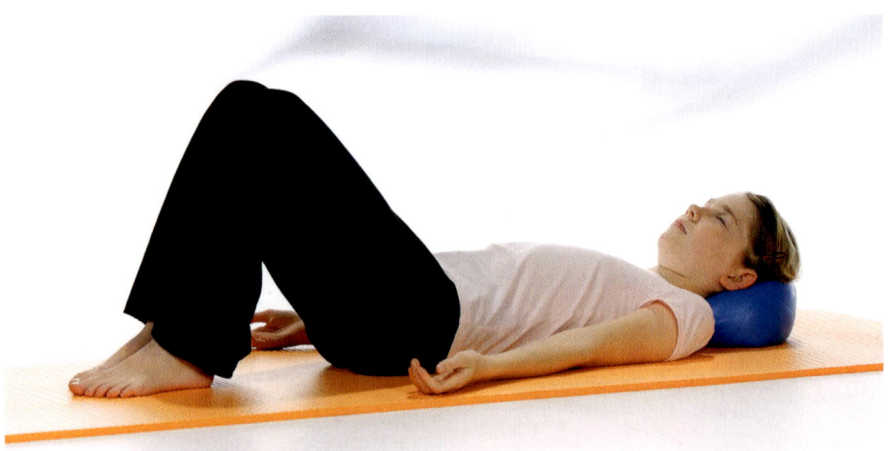

1.) Der Kopf wird langsam (!) zur rechten und linken Seite gedreht.

2.) Während einer leichten Nickbewegung wird der Kopf gleichzeitig von rechts nach links gedreht („Jein" sagen).

3.) Der Kopf dreht nach rechts. Gleichzeitig wird der linke Arm, auf dem Boden liegend, in Richtung Füße geschoben. Diese Position wird einen Moment lang gehalten, dann Gleiches nach links.

4.) Der Kopf wird wiederum nach rechts gedreht, gleichzeitig das Kinn langsam in Richtung Schulter geneigt, dann Gleiches nach links.

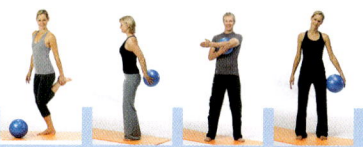

5.) Der Kopf wird in Richtung Brust geneigt und dort einen Moment gehalten. Gleichzeitig werden die Arme, neben dem Körper auf dem Boden liegend, in Richtung Füße geschoben.

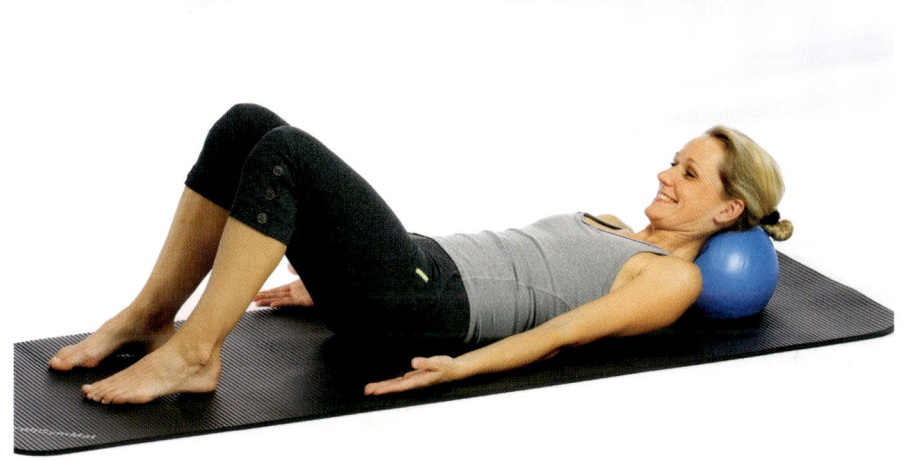

Hinweis:
Die Übungen 3.), 4.) und 5.) sind Dehnübungen für den Nackenbereich, die aber auch zum Thema „Mobilisierung" passen.

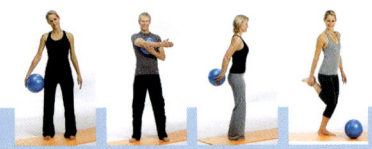

4.6   Beckenboden

Die Beckenbodenmuskulatur stellt das Ende des Rumpfs dar. Sie befindet sich im unteren Beckenraum. Als Orientierung kann man sich zwei Linien vom Schambein zum Steißbein und von Sitzhöcker zu Sitzhöcker vorstellen.

Die Muskulatur besteht aus drei Schichten. Die unterste Schicht bildet die Schließmuskulatur, sie sieht aus wie eine „liegende Acht". Die mittlere Schicht befindet sich zwischen den Sitzhöckern. Die innerste Schicht liegt wie eine Schale im unteren Becken.
→ *Sphinktere Muskeln = Schließmuskulatur*
→ *Diaphragma urogenitale = quer verlaufende Muskelschicht, die von den Sitzhöckern entspringt und zur Mitte verläuft.*
→ *Diaphragma pelvis = Ansammlung von Muskeln, die fächerförmig im unteren Becken liegen.*

Die Aufgaben der Muskulatur sind vielfältig:
*   Sie bildet die Schließmuskulatur für Harnröhre und Anus.
*   Sie fängt den Druck ab, der durch die inneren Organe entsteht.
*   Sie ist an der Becken- bzw. Wirbelsäulenaufrichtung beteiligt.
*   Sie nimmt Einfluss auf die Stellung der Hüftgelenke.

Um das Thema zu vertiefen, verweisen wir auf spezielle Fachbücher in unserem Literaturverzeichnis.

Da die Muskulatur nicht sichtbar ist, ist es schwierig, sie zu spüren und zu aktivieren. Der Redondo® Ball bietet hier eine gute Orientierungshilfe.

1.) Grundübung „Anspannen des Beckenbodens"
Den Ball ist ca. dreiviertel mit Luft gefüllt und liegt auf einem Hocker. Der Teilnehmer setzt sich auf den Ball und stellt die Füße hüftbreit mit der ganzen Fußsohle auf. Die Füße sollen einen guten Kontakt zum Boden haben. Den Oberkörper aufrecht halten.

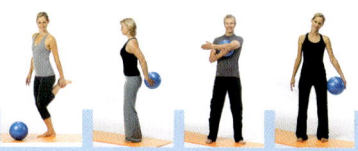

In drei Phasen spannt der Übende die einzelnen Muskelschichten an:

a.) Die unterste Muskelschicht aktivieren, indem man die „liegende Acht", also die Schließmuskulatur, in den Körper hineinzieht.
b.) Mit den Händen die Sitzhöcker fühlen. Die quer verlaufende Schicht anspannen, indem der Übende in der gedanklichen Vorstellung den Ball mit den Sitzhöckern greift. Die Hände dienen dabei als Orientierungshilfe.

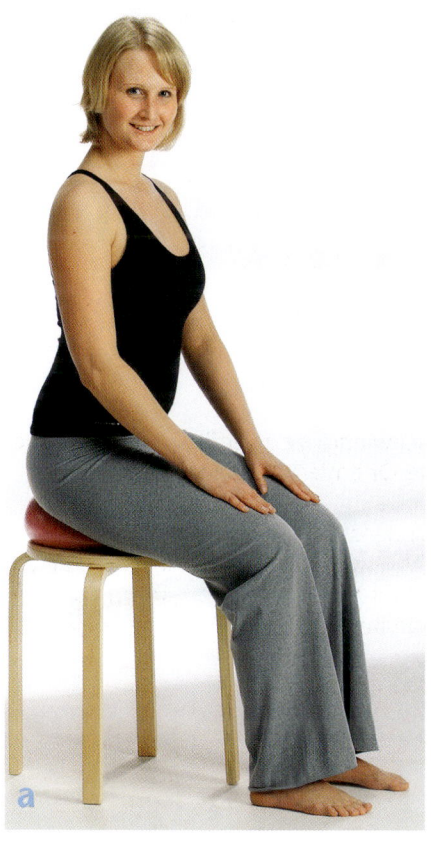

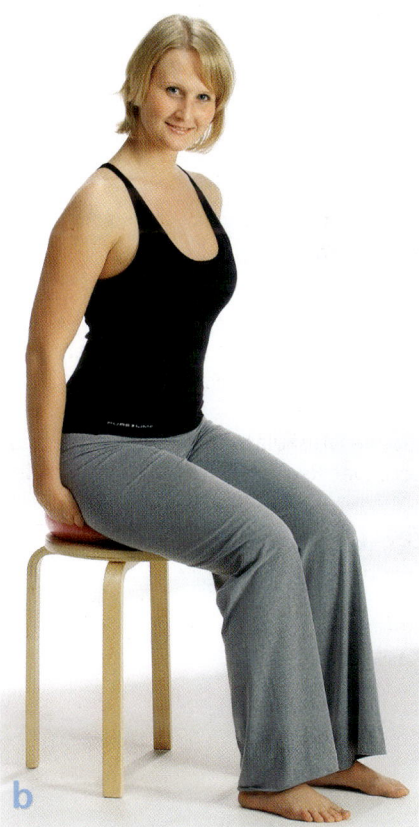

c.) Nun die innerste Muskelschicht aktivieren. Das Steißbein in den Ball drücken, ohne dass eine Bewegung im Becken sichtbar ist.

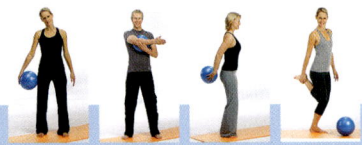
Hinweis:
Um ganz sicher zu sein, dass wirklich die Beckenbodenmuskulatur angespannt wird, sollten bei der Grundübung die Gesäßmuskeln und auch die Bauchmuskulatur nicht aktiv angespannt werden. Es kann aber zu einer reflektorischen, unwillkürlichen Anspannung von Bauch- und Gesäßmuskeln kommen. Diese Übung muss oft wiederholt werden, um wirklich bewusst die Muskulatur im Becken zu aktivieren. Dazu sollte man sich Zeit lassen! Erst wenn dies gut gelingt, sollten die nachfolgenden Übungen durchgeführt werden.

2.) Den Beckenboden wie in der Grundübung aktivieren, zusätzlich die Bauch- und Gesäßmuskeln anspannen, dann

- in kleinen Bewegungen das Becken vor- und zurückkippen, d. h. Schambein und Steißbein abwechselnd in den Ball drücken.
- abwechselnd einen Sitzhöcker in den Ball drücken.
- mit dem Becken eine kreisende Bewegung beschreiben.
- das Becken aufgerichtet halten und langsam ein Bein heben und senken.

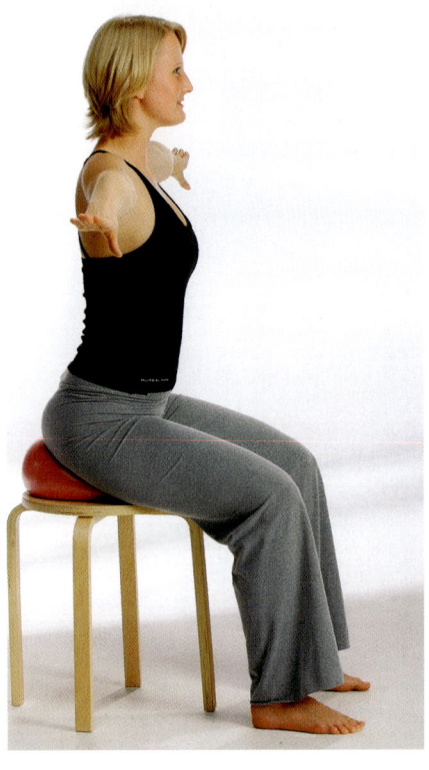
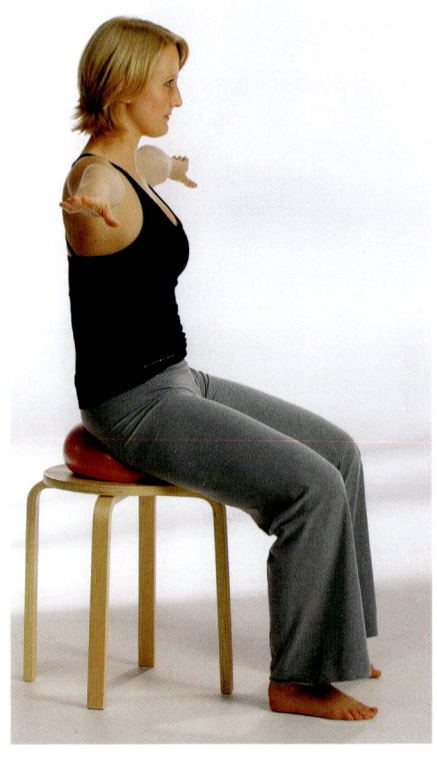

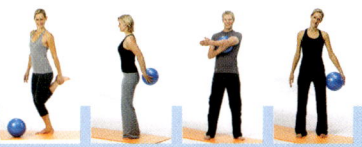
3.) Den Ball zwischen die Knie nehmen. Den Beckenboden anspannen und gleichzeitig den Ball mit den Knien zusammendrücken und lösen.

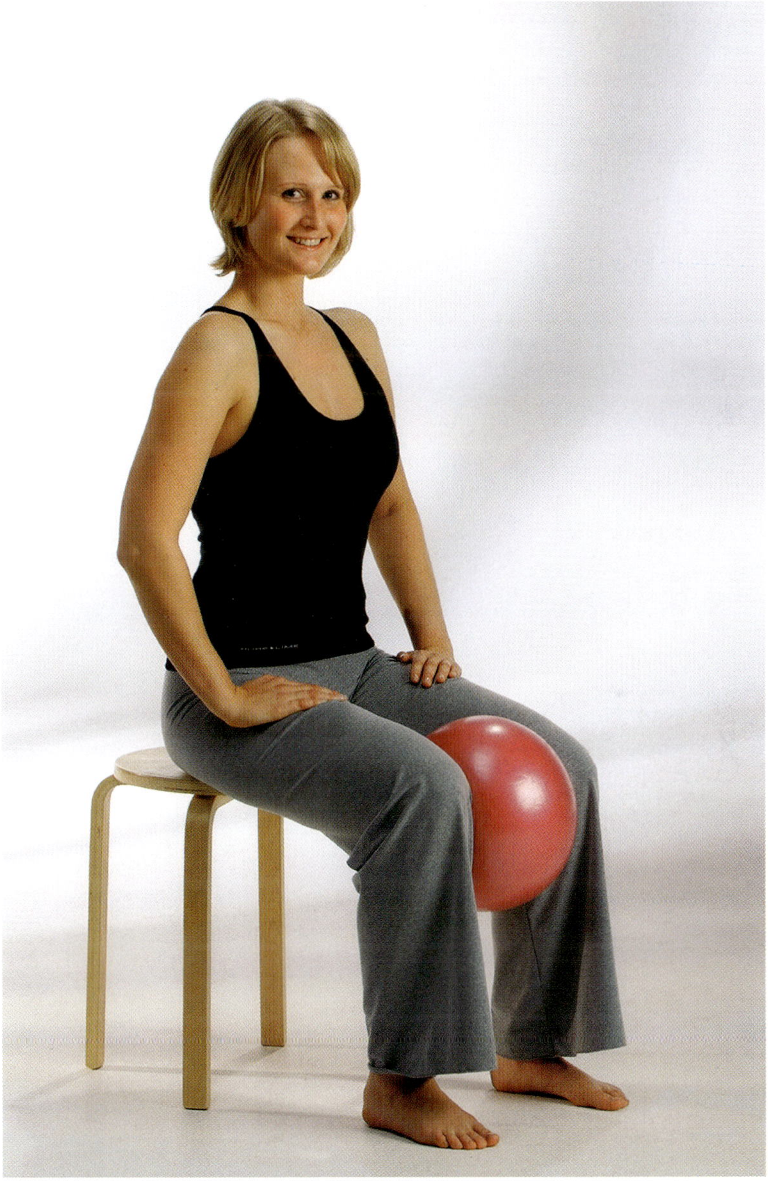

4.) In der Rückenlage den Ball unter das Kreuzbein legen. Zunächst die Füße aufstellen und den Beckenboden aktivieren. Ein Bein lang ausstrecken und heben und senken.

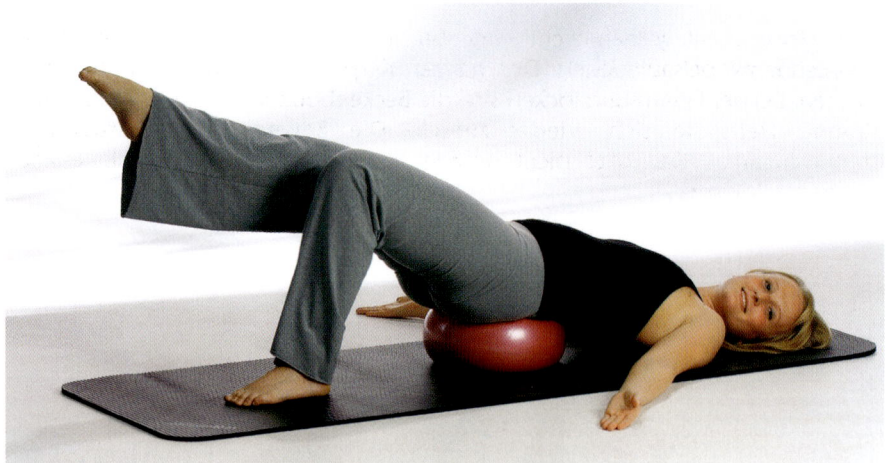

5.) Ausgangsposition wie in Übung 1.). Nun im Wechsel das Bein beugen und strecken.

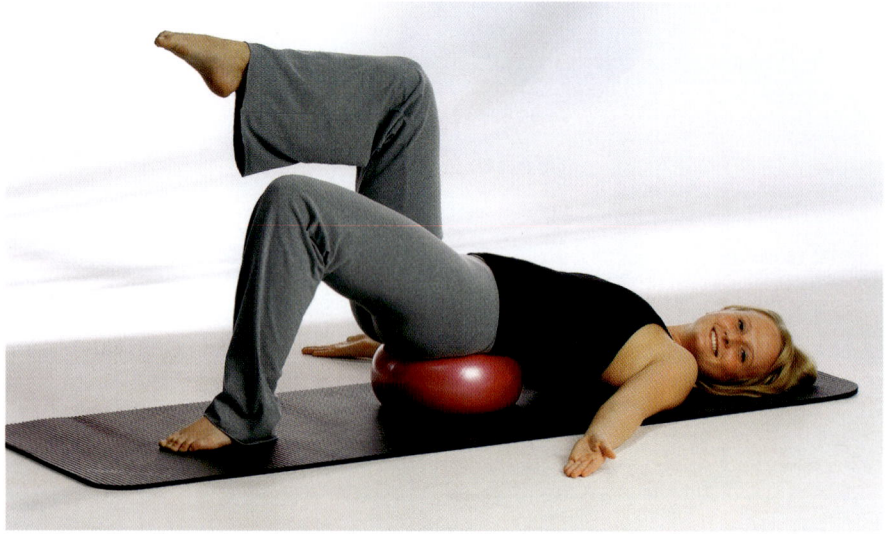

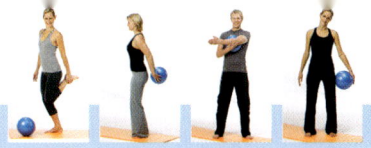

Entspannen des Beckenbodens

Bei der Beckenbodenmuskulatur spricht man nicht von Dehnung, sondern eher von Entspannung.

1.) In der Rückenlage den leicht aufgepumpten Ball unter den Übergang Kreuzbein/Lendenwirbelsäule legen. Den ganzen Körper ausstrecken, tiefe Atemzüge machen. Bei der Einatmung lockert sich die Beckenbodenmuskulatur, bei der Ausatmung zieht sie sich wieder zurück. Die Bewegung der Muskulatur ist nur minimal. Sie sollte nicht bewusst gesteuert werden, deshalb einfach geschehen lassen!

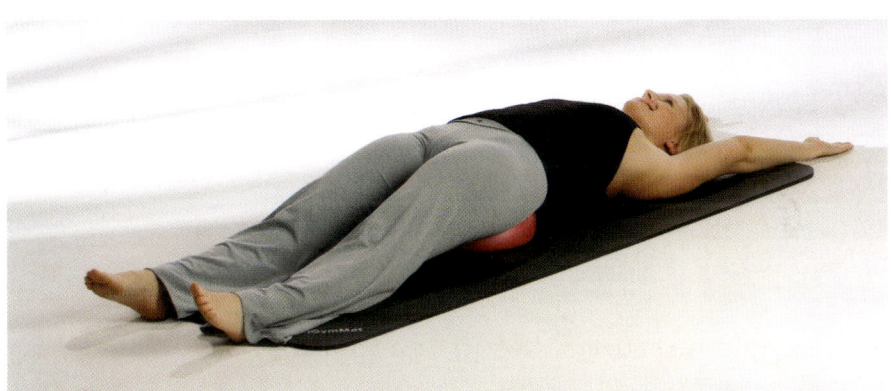

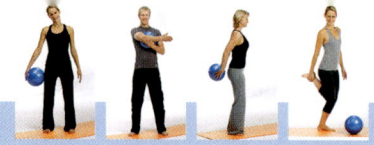

4.7 Oberschenkel und Gesäß

Die Kräftigung der Oberschenkel- und Gesäßmuskulatur hat zum einen ästhetische Gründe, sie ist aber besonders wichtig für eine gute Körperhaltung. So halten diese Muskeln z. B. das Becken in einer Mittelstellung. Dies wirkt sich positiv auf die Wirbelsäule aus. Eine schlecht trainierte Gesäßmuskulatur lässt das Becken nach vorn kippen. Dies kann eine Verstärkung der Lendenlordose (Hohlkreuz) zur Folge haben.

Muskeln von Oberschenkeln und Gesäß:
Adduktoren = eine Gruppe von fünf Muskeln, die das abgespreizte Bein zur Körpermitte zurückziehen und an der Hüftbeugung beteiligt sind.
Abduktoren = u. a. kleiner und mittlerer Gesäßmuskel (M. glutaeus minimus und medius), Oberschenkelbindenspanner (M. tensor fasciae latae)
M. glutaeus maximus = großer Gesäßmuskel
Ischiocrurale Muskulatur = Beugemuskeln des Oberschenkels
M. quadriceps = vierköpfiger Oberschenkelmuskel
M. iliopsoas = Hüftbeugemuskulatur

Die nachfolgend beschriebenen Übungen kräftigen die Adduktoren. Bei jeder Übung ist auf eine gute Rumpfhaltung zu achten, d. h. Bauch- und Gesäßmuskeln anspannen. Der Ball wird jeweils mit den Knien gehalten und zusammengedrückt.

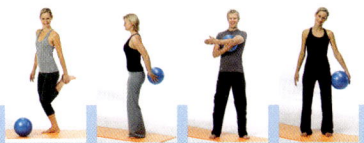

1.) Im Stand – die Füße stehen hüftbreit, die Zehen zeigen nach vorn. Die Knie sind leicht gebeugt.

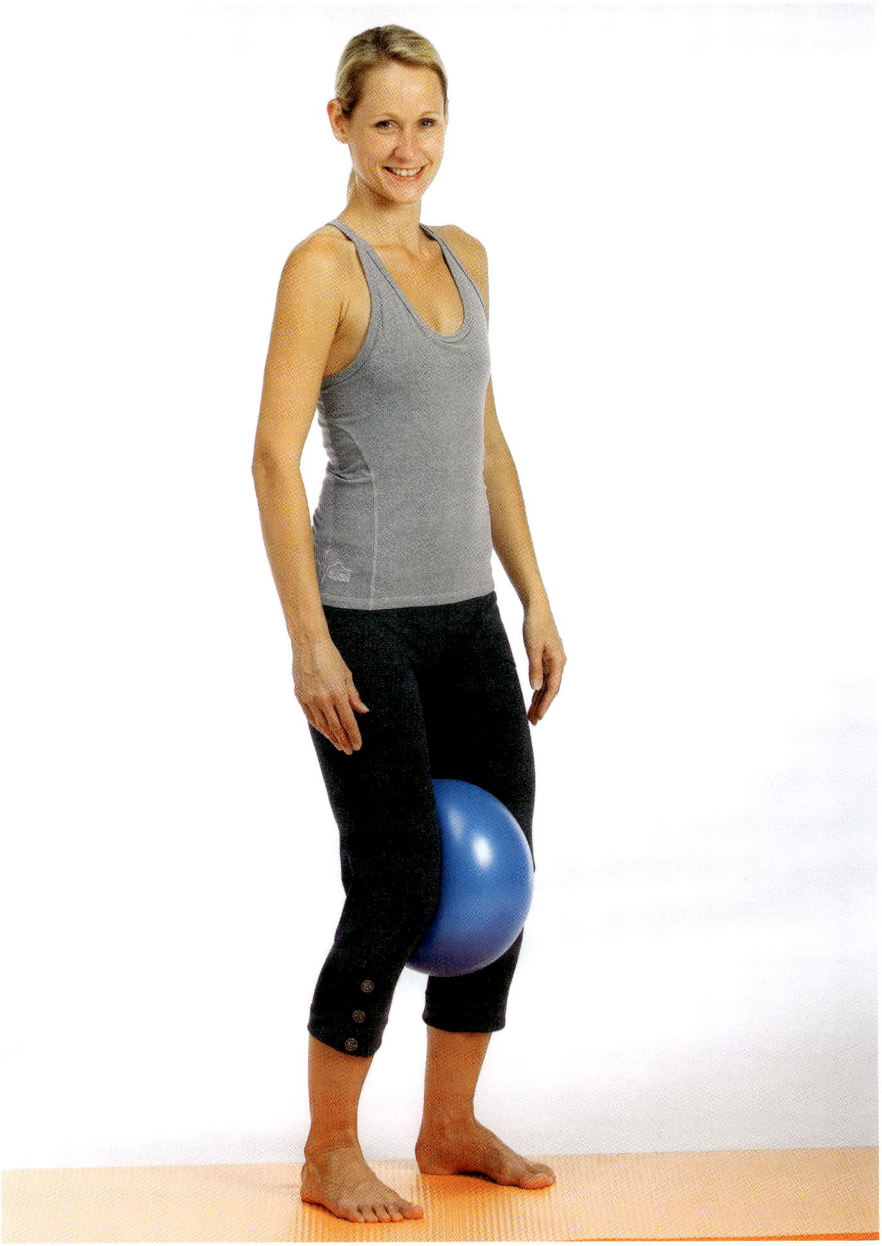

2.) Im Sitz – die Füße sind hüftbreit aufgestellt, die Knie im 90°-Winkel halten. Die Hände hinter dem Rücken abstützen, dabei auf eine gerade Wirbelsäule achten.

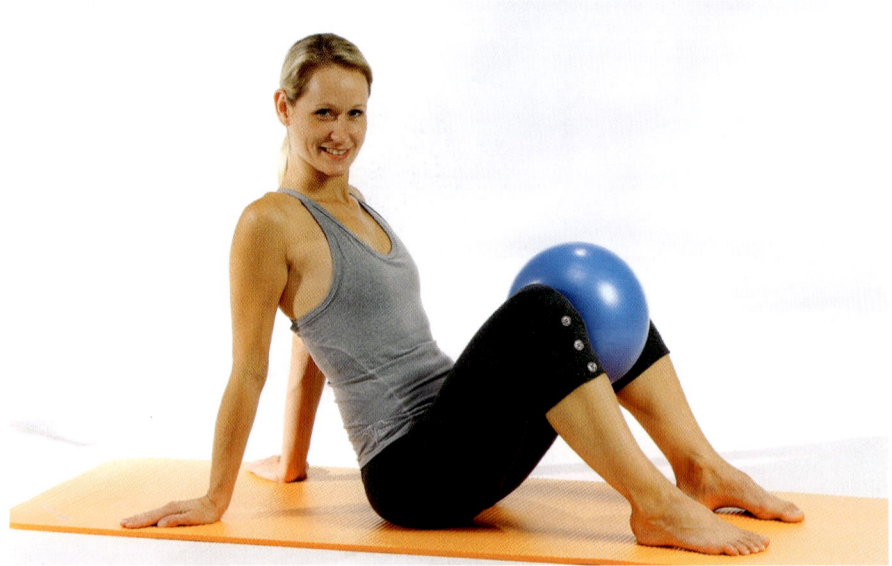

3.) In Rückenlage – die Füße aufstellen, sodass die Knie ca. im 90°-Winkel sind.

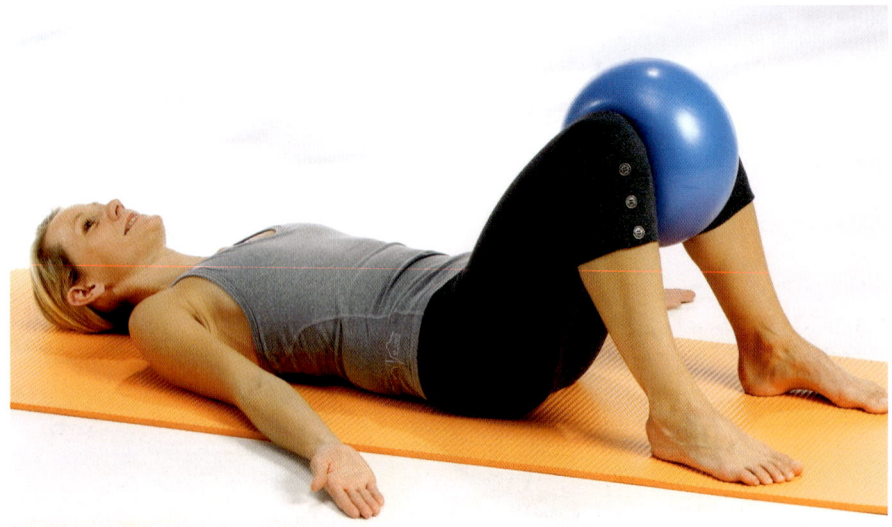

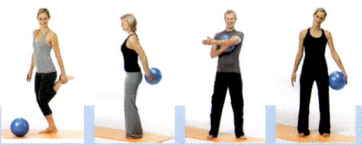

4.) In Stufenlagerung – in der Rückenlage die Beine so anwinkeln, dass Knie- und Hüftgelenke in einem 90°-Winkel gehalten werden.

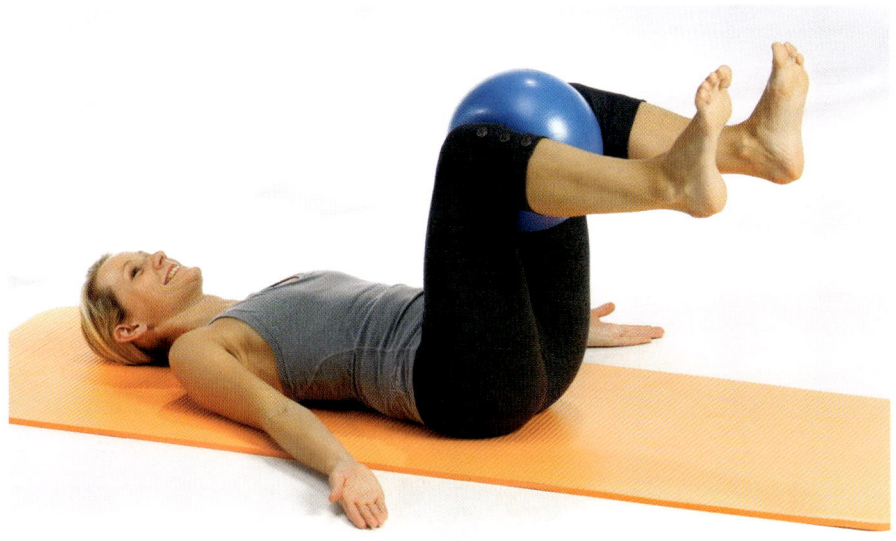

5.) In der Rückenlage, den Ball zwischen die Fußgelenke nehmen und die Beine senkrecht hochstrecken. Den Ball im Wechsel zusammendrücken und wieder locker lassen. Die Übung ist leichter, wenn man die Knie ein wenig beugt.

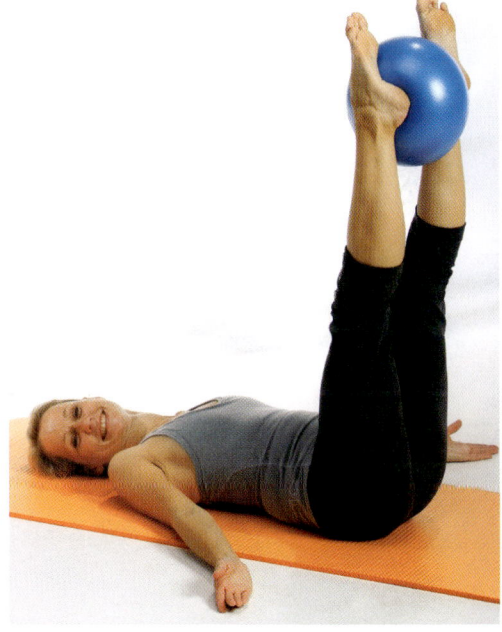

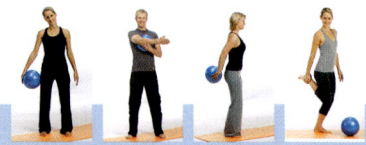
Übungen an der Wand

6.) Den Ball mit dem Rücken an die Wand drücken. Die Knie- und Hüftgelenke sind im 90°-Winkel gebeugt, als säße man auf einem unsichtbaren Stuhl. Die Position halten.
→ Vierköpfiger Oberschenkelmuskel.

7.) Die Ausgangsposition wie Übung 6.), die Beine strecken und beugen. Dabei rollt der Ball an der Wand hoch und runter.
→ Vierköpfiger Oberschenkelmuskel, großer Gesäßmuskel.

8.) Partnerübung im Sitz. Die Füße sind hüftbreit aufgestellt, die Knie im 90°-Winkel halten. Die Partner halten den Ball jeweils mit ihrem, dem Partner zugewandten Knie. Die Hände hinter dem Rücken aufstützen und den Ball in die Richtung des Partners drücken.
→ Abduktoren.

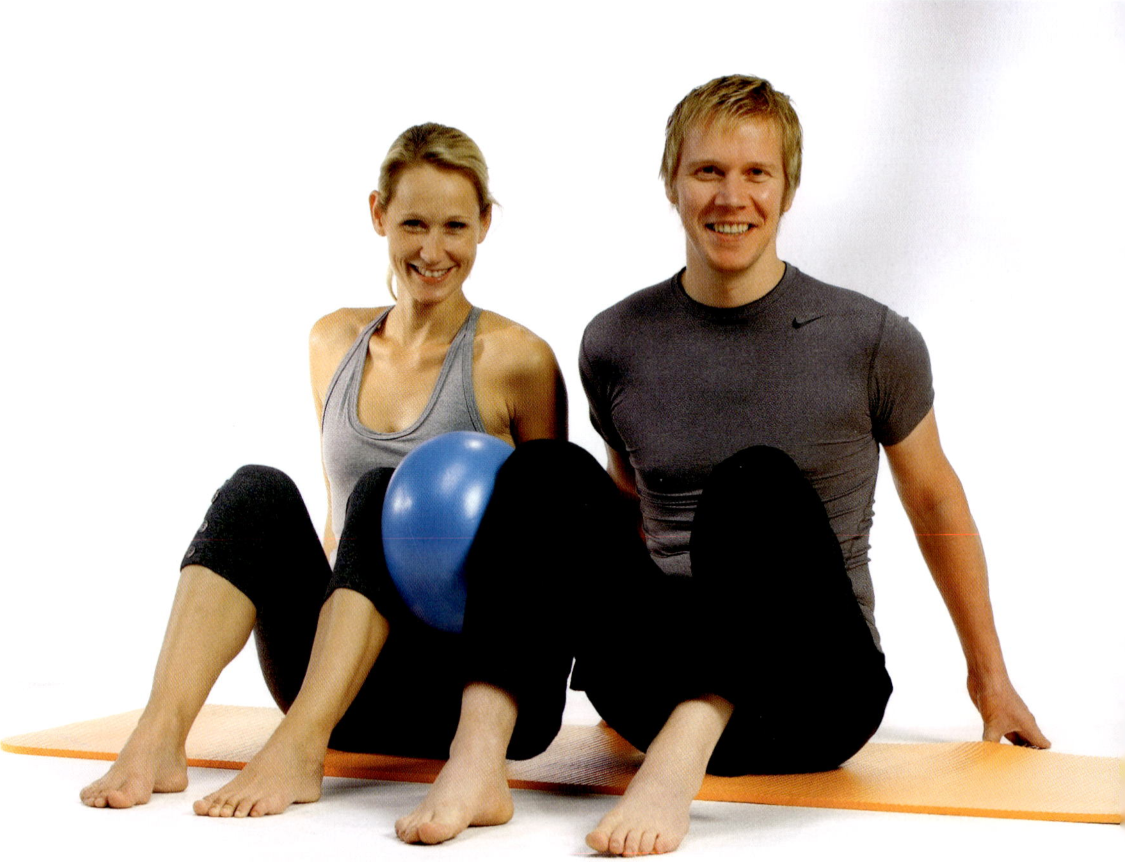

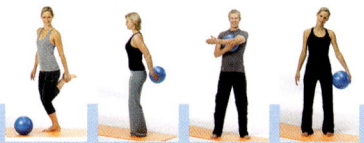
9.) Im Vierfüßlerstand den Ball in die rechte Kniekehle legen und mit dem Unterschenkel festhalten. Nun das rechte Bein gebeugt anheben und senken.
→ Beugemuskeln des Oberschenkels, großer Gesäßmuskel.

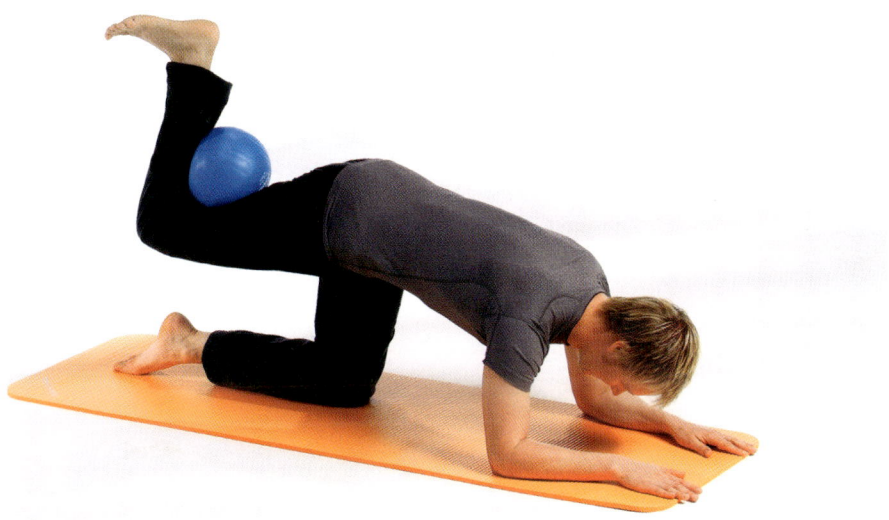

10.) In der Seitenlage die Beine ausstrecken und die freie Hand vor dem Körper abstützen. Ball mit den Fußgelenken halten und zusammendrücken. Die Beine seitlich anheben und senken.
→ Adduktoren, Abduktoren, schräge Bauchmuskeln.

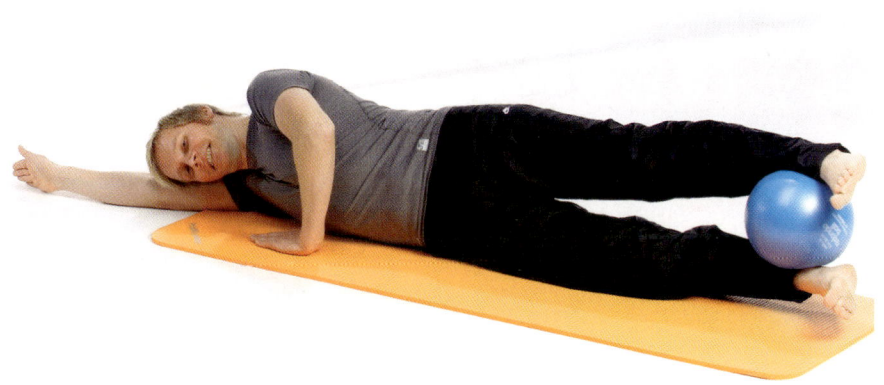

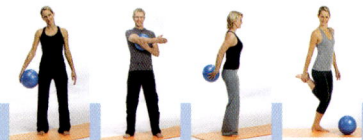

11.) In der Seitenlage das untere Bein anwinkeln, das obere Bein ausstrecken, das Fußgelenk des ausgestreckten Beins liegt auf dem Ball. Das Bein (Fußgelenk) auf den Ball drücken und den Ball dabei vor- und zurückrollen.
→ Adduktoren, großer Gesäßmuskel.

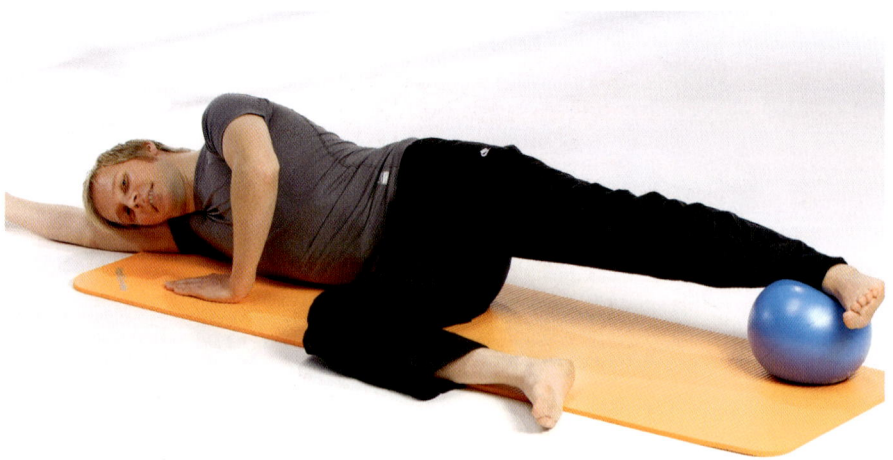

12.) In der Rückenlage die Knie anwinkeln und die Füße auf den Ball stellen. Das Becken heben und senken.
→ Ischiocrurale Muskulatur, großer Gesäßmuskel.

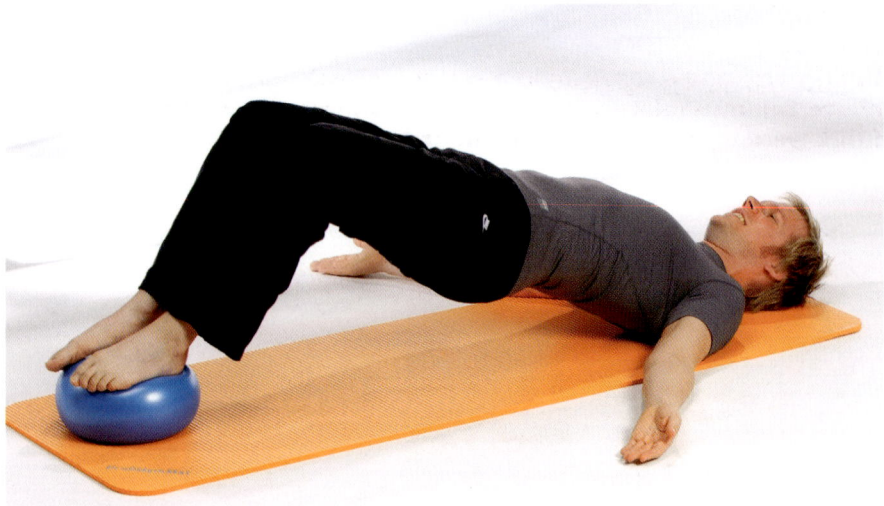

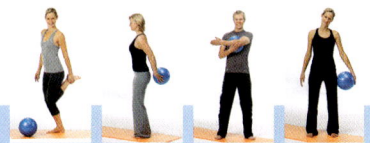

13.) Ausgangsposition wie in Übung 12.). Nun mit einem Fuß auf dem Ball stehen. Das Becken heben und senken.
→ Ischiocrurale Muskulatur, großer Gesäßmuskel.

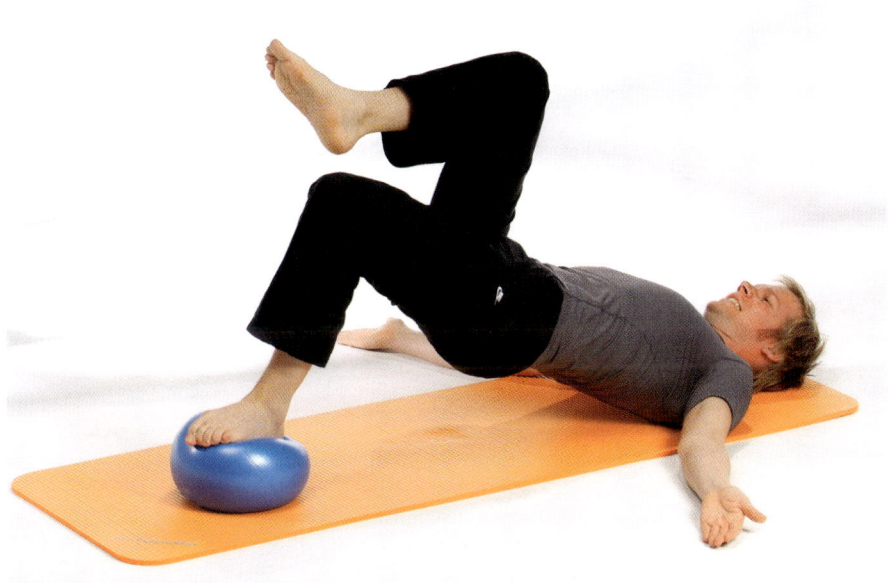

Hinweis:
Übung 12.) und 13.) erfordern ein gutes Gleichgewicht und eine trainierte Beinmuskulatur. Sie sollten nur von Fortgeschrittenen durchgeführt werden. Als Vorübung kann erst ohne Ball trainiert werden.

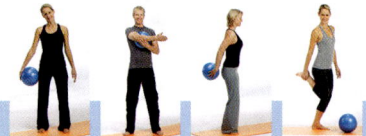
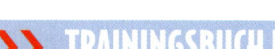
Dehnung der Bein- und Gesäßmuskulatur

1.) Im Stand das Fußgelenk festhalten, die Ferse zum Gesäß ziehen und das Hüftgelenk strecken.
→ Vierköpfiger Oberschenkelmuskel.

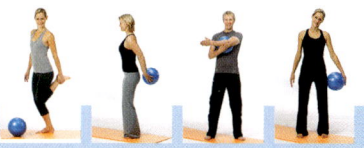

2.) Im Stand den Oberkörper mit gerader Wirbelsäule nach vorn neigen, das rechte Bein vorstrecken und die Ferse aufstellen, das linke Knie beugen. Die rechte Fußsohle gegen den Ball drücken.
→ Beugemuskeln des Oberschenkels.

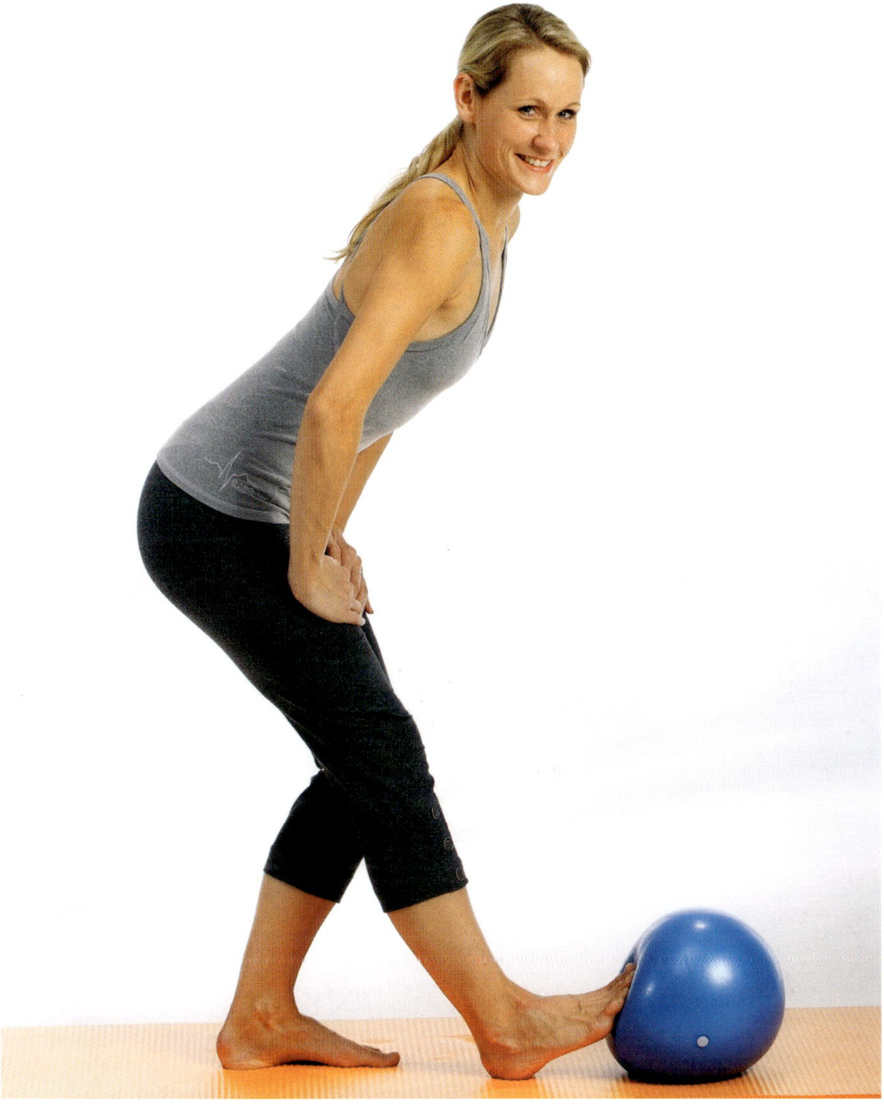

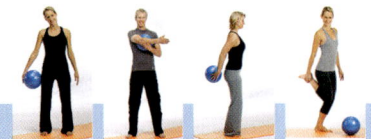
3.) Ausgangsposition im Langsitz. Nun den rechten Fuß außen neben das linke Knie stellen und mit dem linken Arm das Bein halten und möglichst eng an den Oberkörper heranziehen. Die rechte Hand rückwärtig aufstützen und den Oberkörper nach rechts drehen. Wichtig ist, dass die Wirbelsäule aufrecht gehalten wird.

→ Kleiner und mittlerer Gesäßmuskel, schräge Bauchmuskeln.

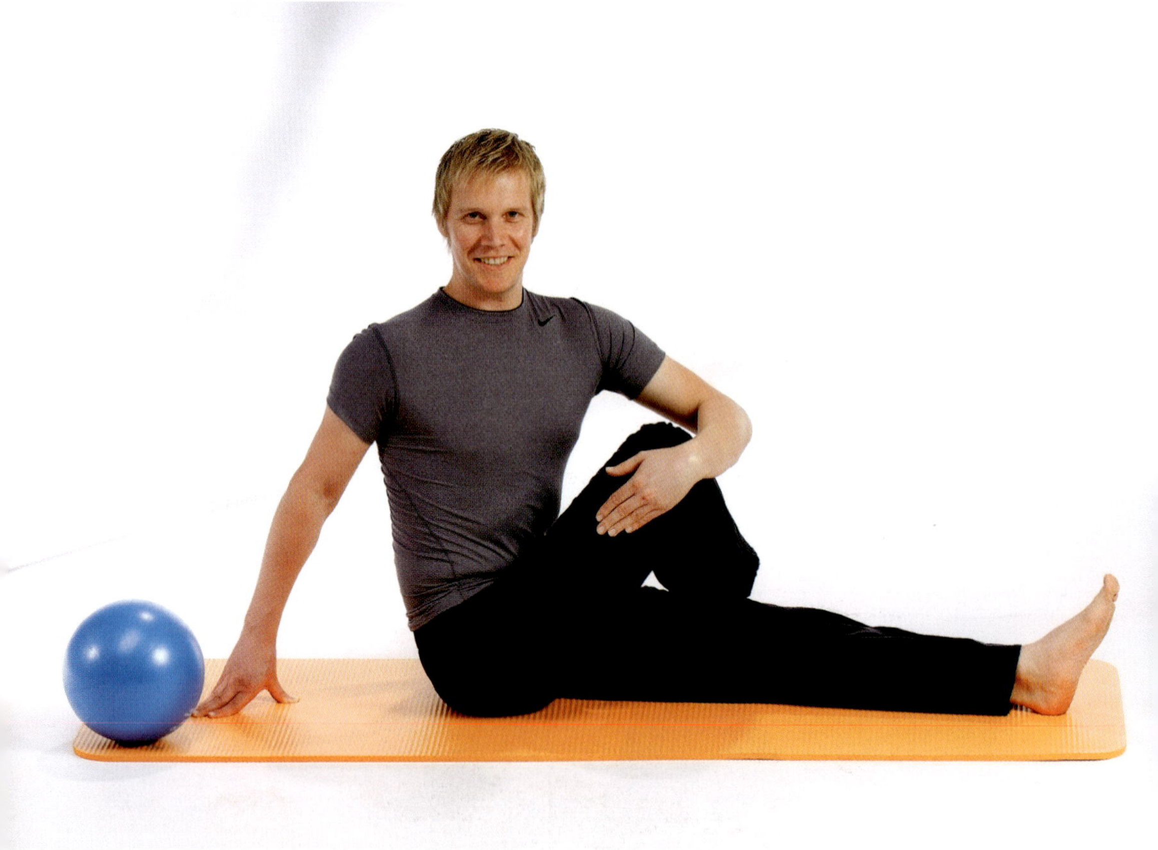

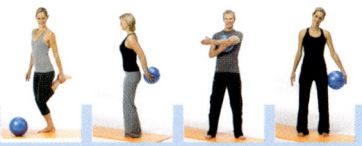
4.) Im Sitz die Fußsohlen gegeneinanderlehnen, die Füße so nah wie möglich zum Körper heranziehen. Die Hände hinter dem Rücken aufstützen. Auch hier wieder auf eine möglichst aufrechte Haltung achten. Die Knie nun so weit wie möglich Richtung Boden drücken.
→ Adduktoren.

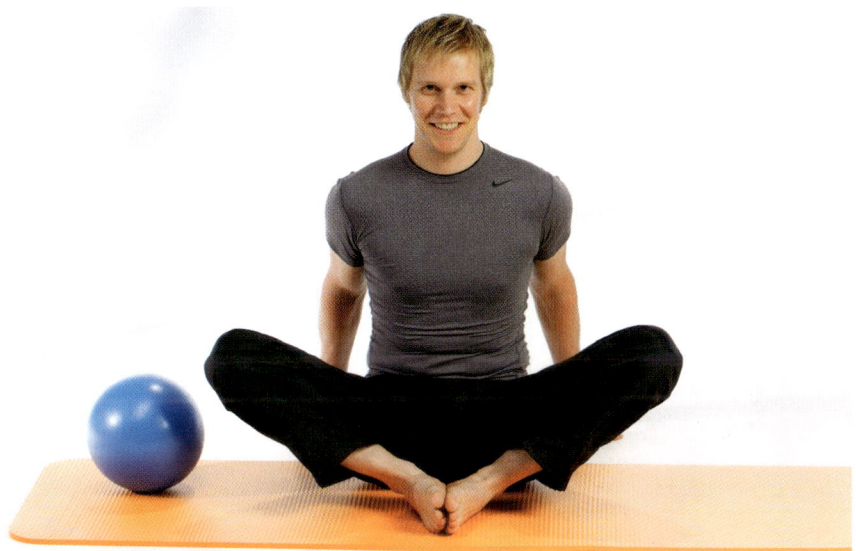

5.) In der Rückenlage den Ball unter das Kreuzbein legen, das rechte Bein lang ausstrecken und das linke Knie so eng wie möglich zum Oberkörper heranziehen.
→ Hüftbeugemuskulatur.

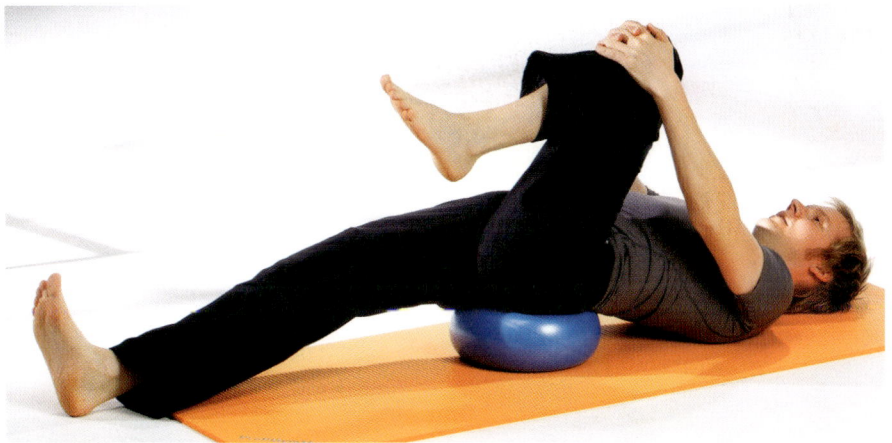

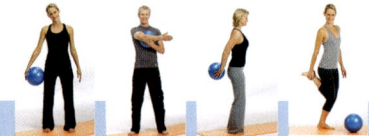

6.) In der Rückenlage den Ball unter das Kreuzbein legen und beide Knie so eng wie möglich zum Oberkörper heranziehen.
→ Großer Gesäßmuskel.

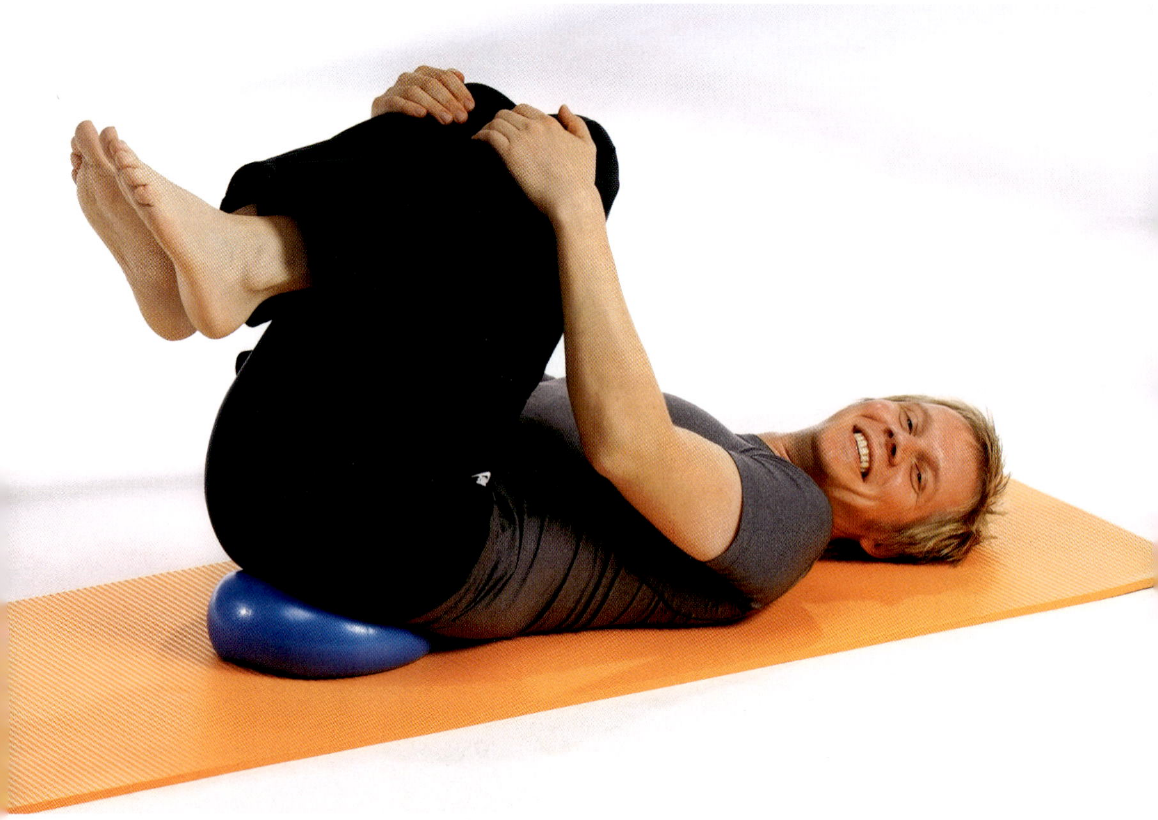

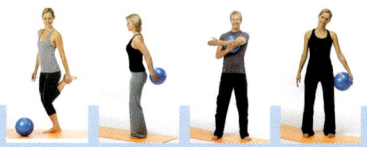

4.8   Füße und Unterschenkel

Den Füßen wird leider wenig Beachtung geschenkt. Sie stecken den ganzen Tag in den Schuhen und sind sozusagen außer Sichtweite. Menschen mit überwiegend stehender Tätigkeit haben am Ende des Tages oft das Gefühl von schweren und müden Unterschenkeln und Füßen.

Am Fuß befindet sich eine Vielzahl von Muskeln. Die stärksten Muskeln, die den Fuß bewegen, sind am Unterschenkel. Durch lange Sehnen sind sie mit dem Fuß verbunden.

Durch das Strecken und Beugen des Fußgelenks sowie durch Ein- und Auswärtsbewegungen wird die Muskulatur am Unterschenkel tätig. Das regt den Rückfluss des Blutes aus den Unterschenkeln an, die sogenannte *Venenpumpe*.

Die nachfolgenden Übungen sollten unbedingt ohne Schuhe durchgeführt werden. Die Bewegung des nackten Fußes auf dem Ball hat eine entspannende Wirkung, ähnlich wie bei einer Massage.
Bei den beschriebenen Übungen ist immer auch die Muskulatur des Oberschenkels und der Hüfte beteiligt. Diese Muskeln werden hier nicht speziell genannt. (vgl. Kap. 4.7 „Oberschenkel und Gesäß", Bewegungen von Hüft- und Kniegelenk).

Die nachfolgenden Muskeln des Unterschenkels aktivieren den Fuß:
Muskeln der Dorsalflexion → beugen das Fußgelenk.
Muskeln der Plantarflexion → strecken das Fußgelenk.
Muskeln der Pronation → drehen den Fuß nach innen.
Muskeln der Supination → drehen den Fuß nach außen.
M. flexor digitorum pedis superficialis = oberflächlicher Zehenbeuger
Musculus extensor digitorum longus = langer Zehenstrecker

Die Übungen lassen sich am einfachsten im Sitzen ausführen. Dabei sollte man auf eine aufrechte Körperhaltung achten. Das Training ist auch im Stand möglich, setzt aber ein gutes Gleichgewicht voraus.

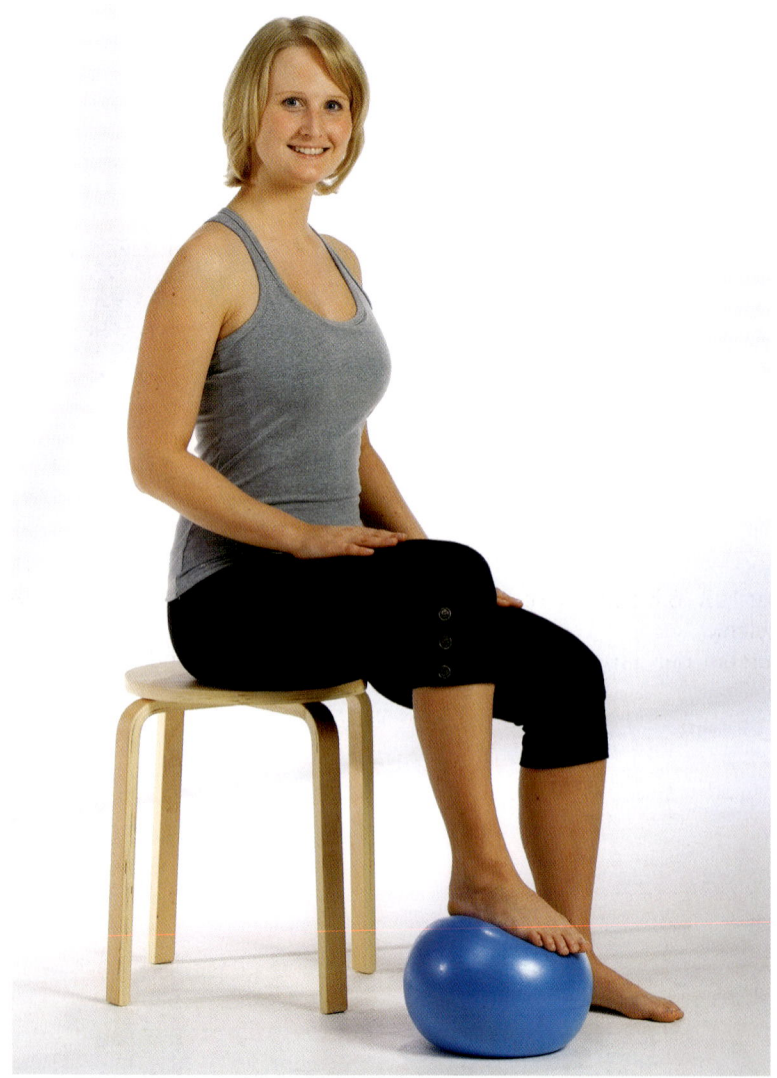

1.) Den Fuß auf den Ball drücken. Das Kniegelenk ist über dem Fußgelenk. Abwechselnd die Innen- und Außenkante des Fußes in den Ball drücken, ohne dass der Ball rollt.
→ Muskeln der Ein- und Auswärtsdrehung.

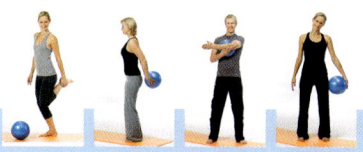

2.) Den Fuß auf den Ball drücken, den Ball vorrollen.
→ Fußbeuger.
Den Ball zurückrollen.
→ Fußstrecker.

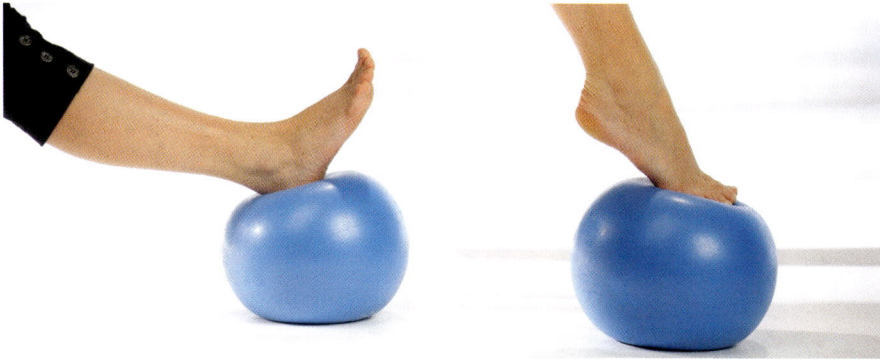

3.) Der Fuß rollt den Ball nach rechts und links. Die Bewegung kommt aus dem Hüftgelenk.
→ Muskeln der Ein- und Auswärtsdrehung, Abduktoren und Adduktoren (vgl. Kap. 4.7).

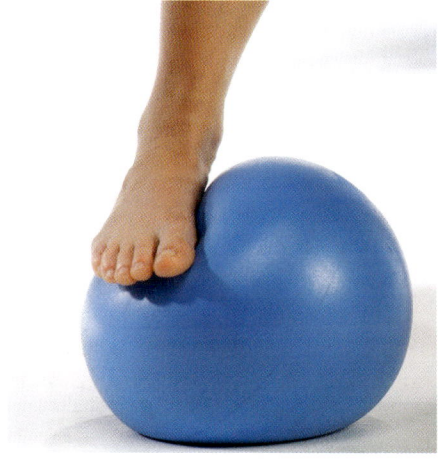 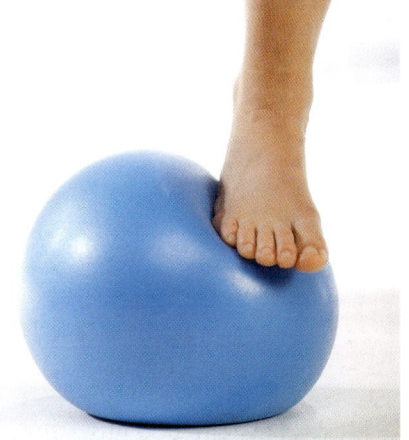

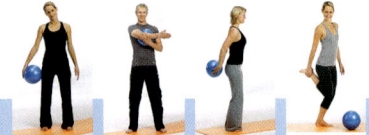

4.) Der Fuß rollt den Ball im Kreis.
→ Muskulatur an Ober- und Unterschenkel.

5.) Der Fuß rollt den Ball in einer „liegenden Acht".
→ Muskulatur an Ober- und Unterschenkel.

6.) Den Fuß auf den Ball stellen, die Zehen strecken und beugen.
→ Langer Zehenstrecker, oberflächlicher Zehenbeuger.

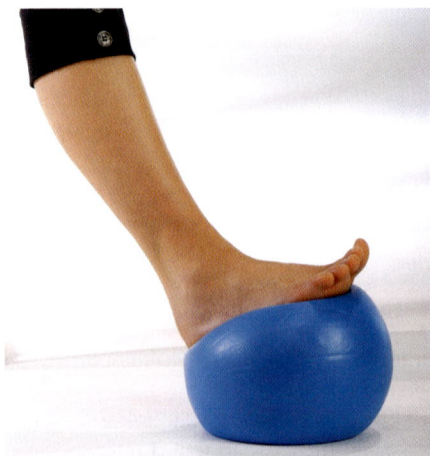 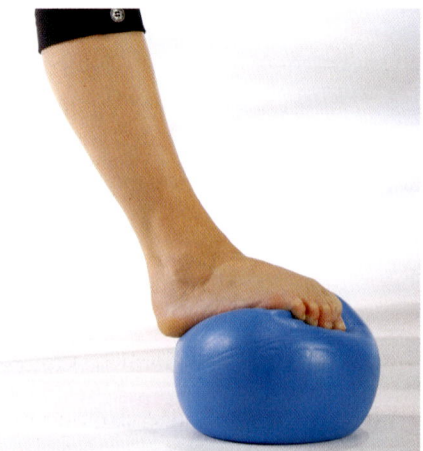

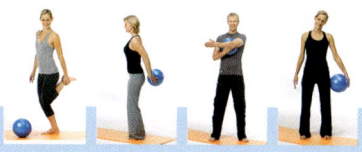

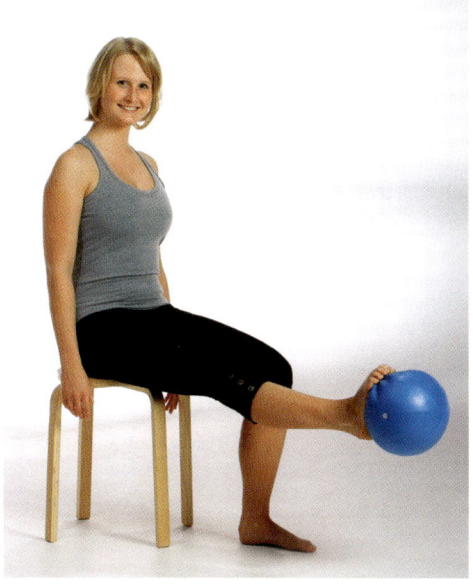

7.) Den Ball mit den Zehen halten und das Bein strecken und beugen. Für diese Übung ist es sinnvoll, etwas Luft aus dem Ball herauszulassen.
→ Oberflächlicher Zehenbeuger, vordere und hintere Oberschenkelmuskulatur (vgl. Kap. 4.7).

Dehnung der Unterschenkel- und Fußmuskulatur

1.) Im Sitz die Ferse aufstellen und mit der Hand den Fuß und die Zehen in Richtung Schienbein ziehen. Man kann den Fuß auch gegen den Ball drücken.
→ Zehenbeuger und Fußstrecker.

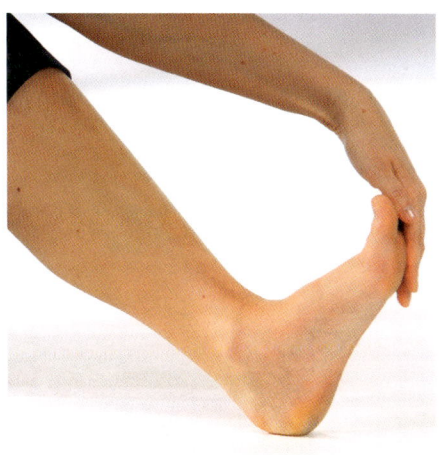
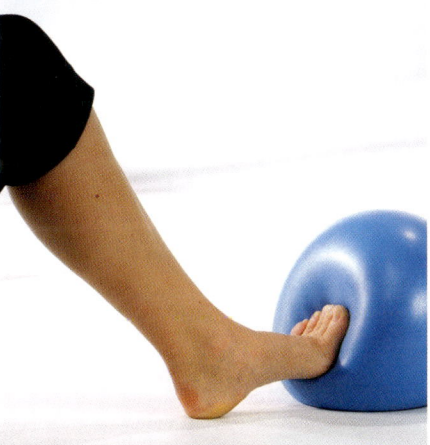

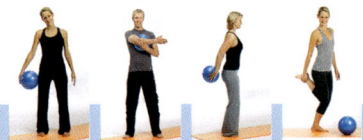
2.) Klassische Wadendehnübung, im Stand einen Fuß zurückstellen, das Knie strecken und die Ferse zum Boden drücken.
→ Fußstrecker (Zwillingswadenmuskel).

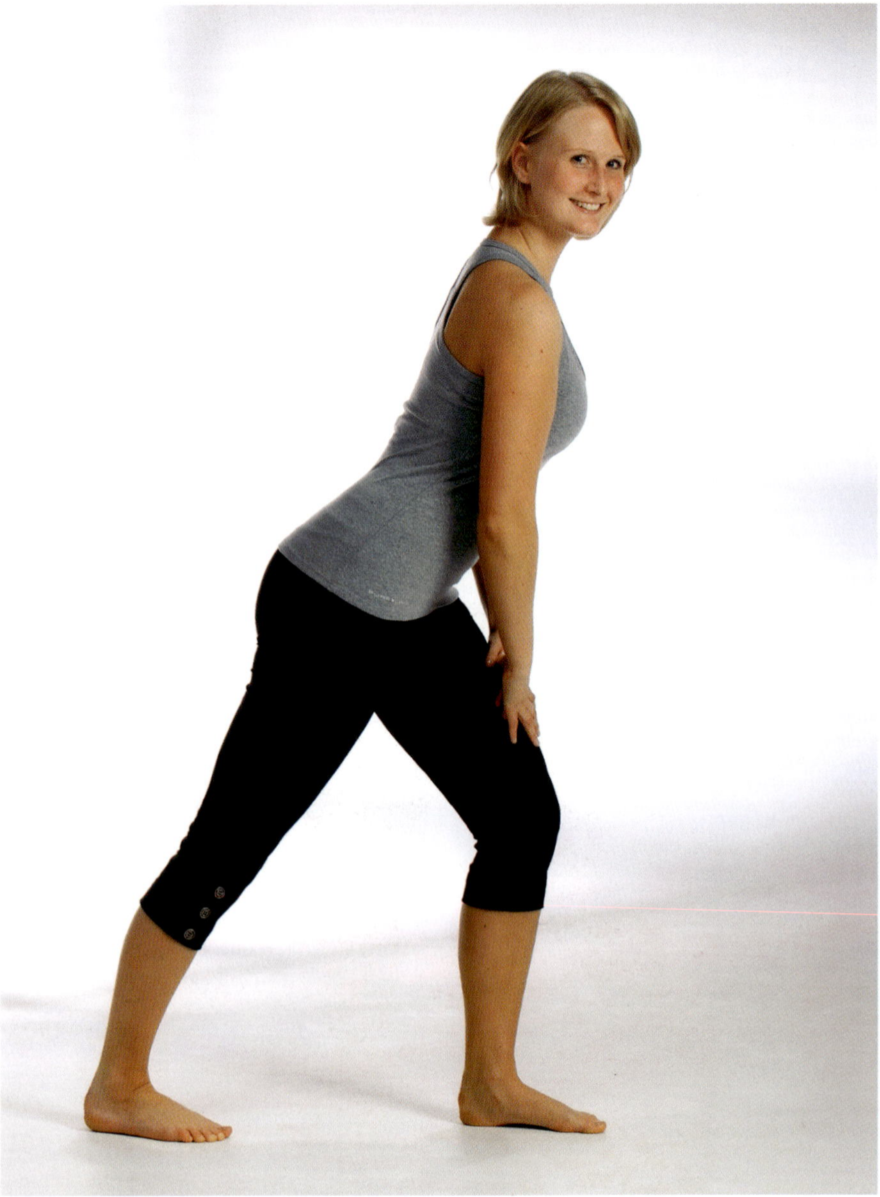

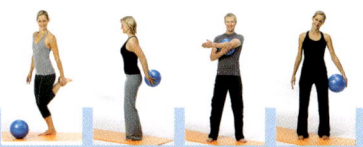

3.) Ausgangsposition wie in Übung 2.). Nun das Knie des zurückgestreckten Beins beugen. Nach intensiver Fußarbeit sollt man diesen Muskel unbedingt dehnen.
→ Fußstrecker (Schollenmuskel).

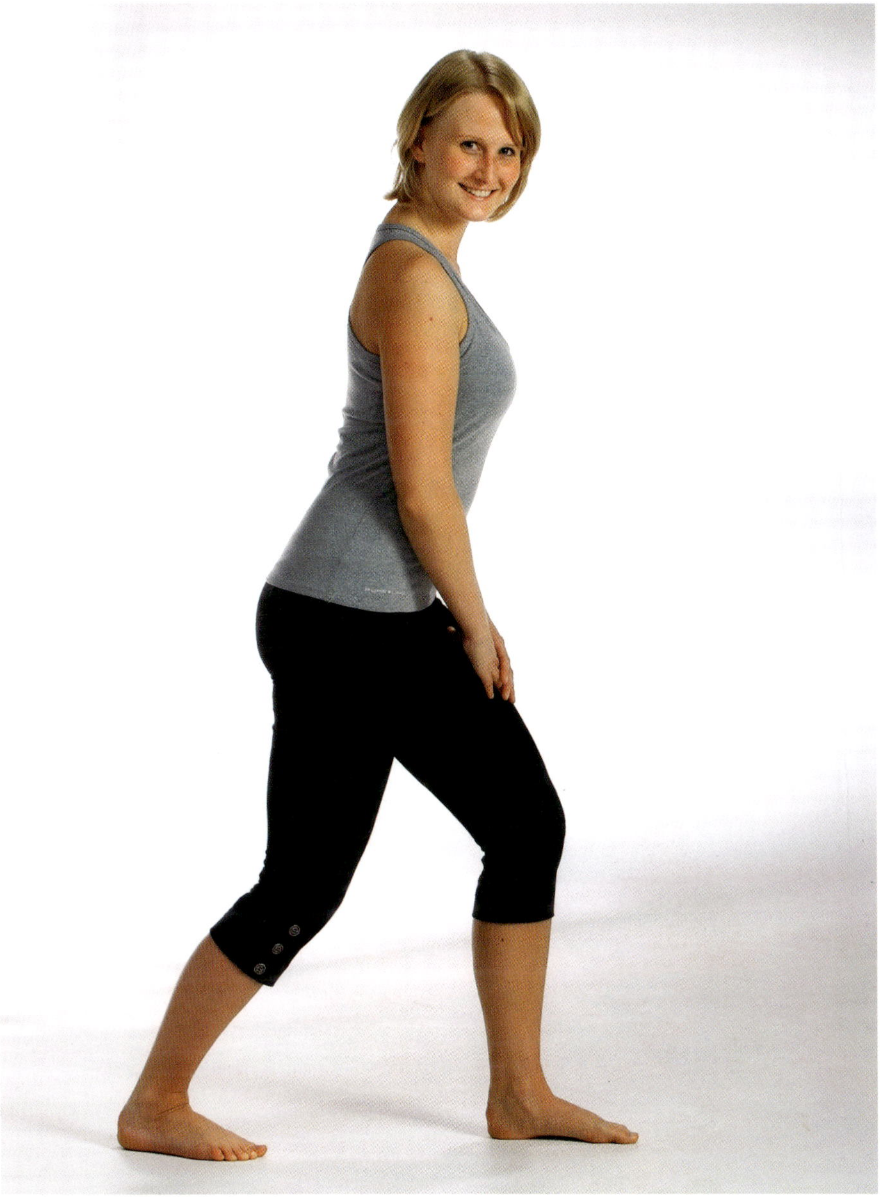

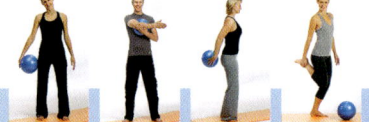
4.) Im Kniestand den linken Fuß nach vorn aufstellen. Den rechten Fuß an den Zehen halten und den Fuß in Richtung Gesäß ziehen. Dabei darauf achten, dass das Fußgelenk nicht verdreht wird.
→ Kurzer und langer Zehenstrecker.

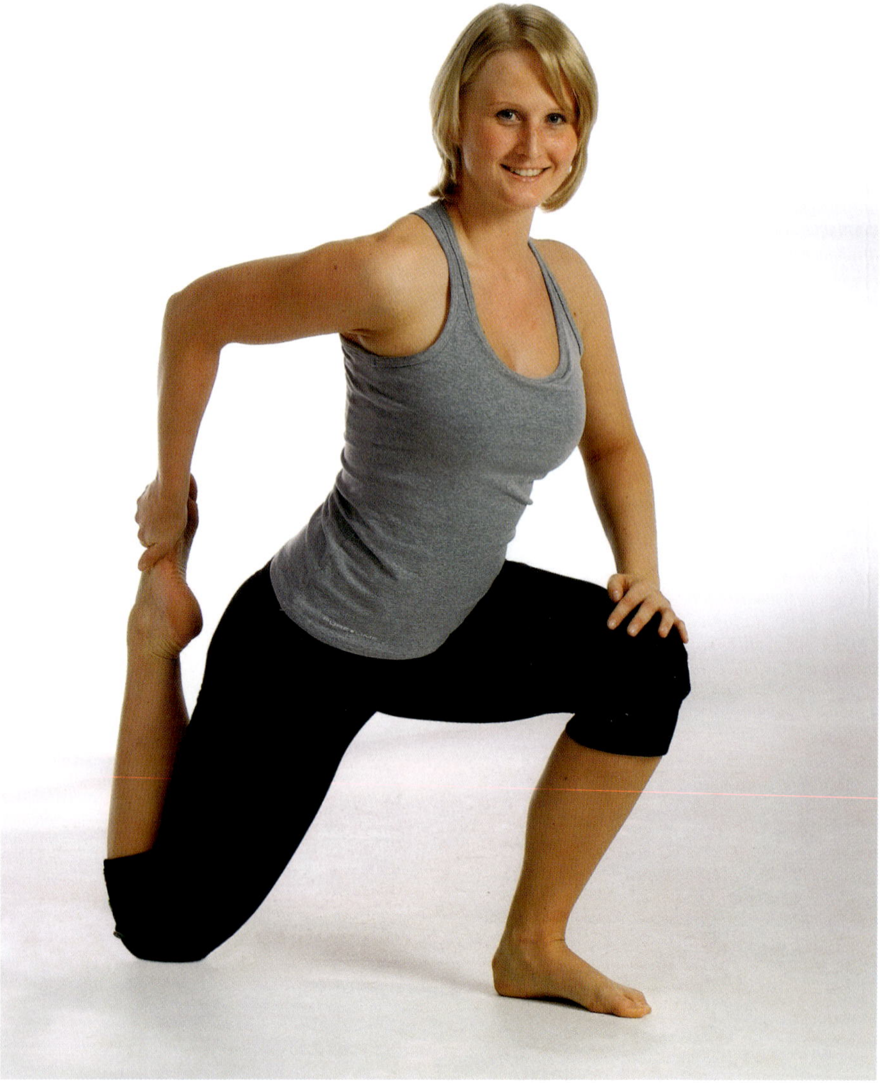

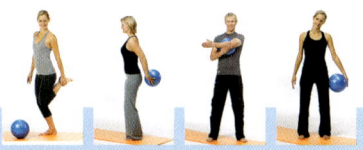

4.9 Ganzkörperübungen

Die Intention von Ganzkörperübungen liegt darin, möglichst viele Muskeln gleichzeitig zu kräftigen. Daher sind die Übungen sehr anstrengend. Empfehlenswert sind sie insbesondere im Rahmen eines Trainingsprogramms für die Rumpfmuskulatur.

Auf Grund der hohen Anzahl der beanspruchten Muskeln wird in diesem Kapitel auf deren genaue Bezeichnung verzichtet.

Hinweis:
Bei den nachfolgend beschriebenen Übungen muss auf eine gute Körperspannung geachtet werden. In jeder Ausgangsposition sollten Bauch- und Gesäßmuskeln zur Stabilisierung und zur Vermeidung des verstärkten Hohlkreuzes angespannt werden. Bitte trotzdem ganz normal weiteratmen!

Übungen für Einsteiger und Fortgeschrittene

1.) Ausgangsposition Seitenlage. Das untere Bein wird gebeugt, das obere Bein ausgestreckt und leicht angehoben. Die Hand hält den Ball auf dem Oberschenkel.

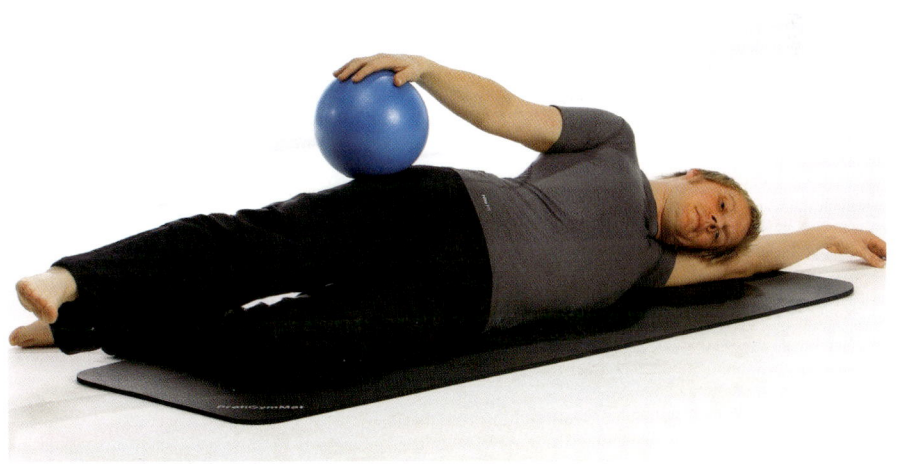

2.) Ausgangsposition wie in Übung 1.). Nun wird das obere Bein und gleichzeitig der Oberkörper angehoben. Der Ball rollt dabei in Richtung Knie.

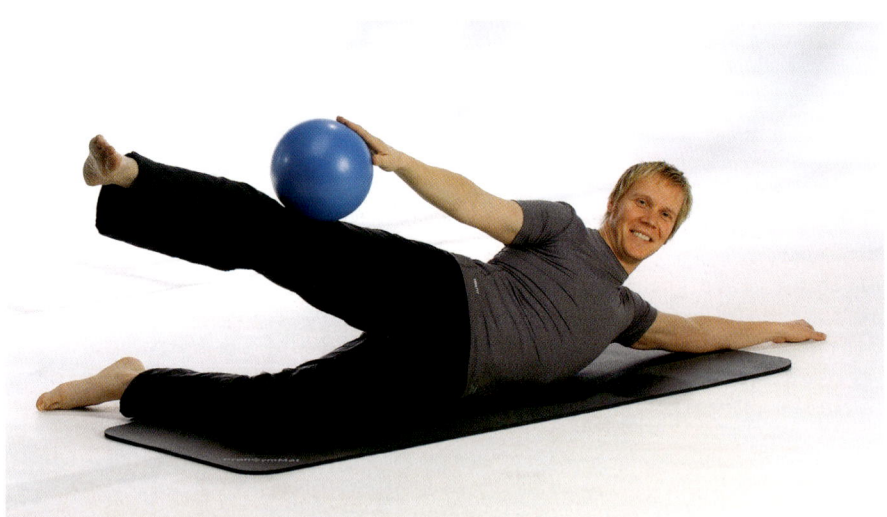

3.) Ausgangsposition Seitenlage, der Ball wird zwischen den Händen gehalten, die Knie sind gebeugt. Die Arme werden in Verlängerung der Wirbelsäule ausgestreckt. Der Oberkörper hebt leicht vom Boden ab.

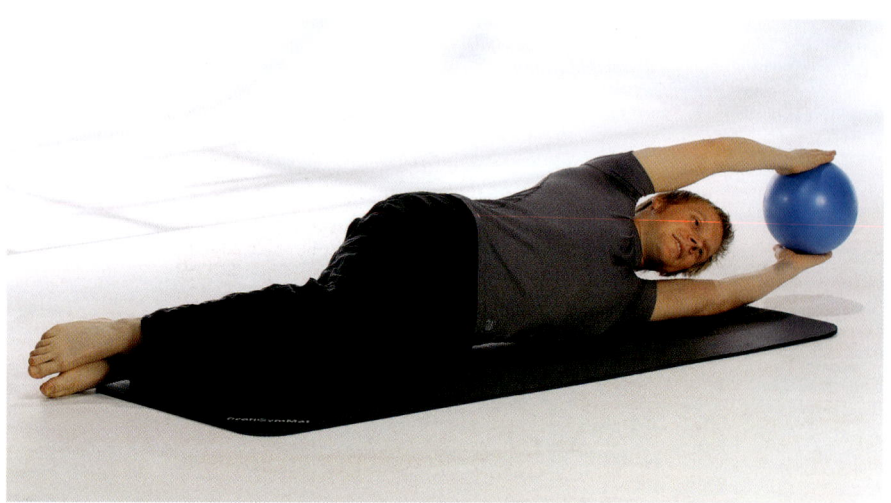

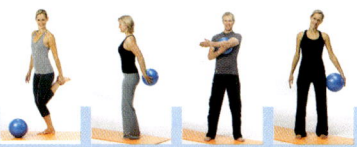
4.) Gleiche Ausgangsposition wie in Übung 3.), jedoch sind die Beine gestreckt. Arme und Beine werden gleichzeitig angehoben. Als leichtere Variation nur die Beine oder nur die Arme anheben.

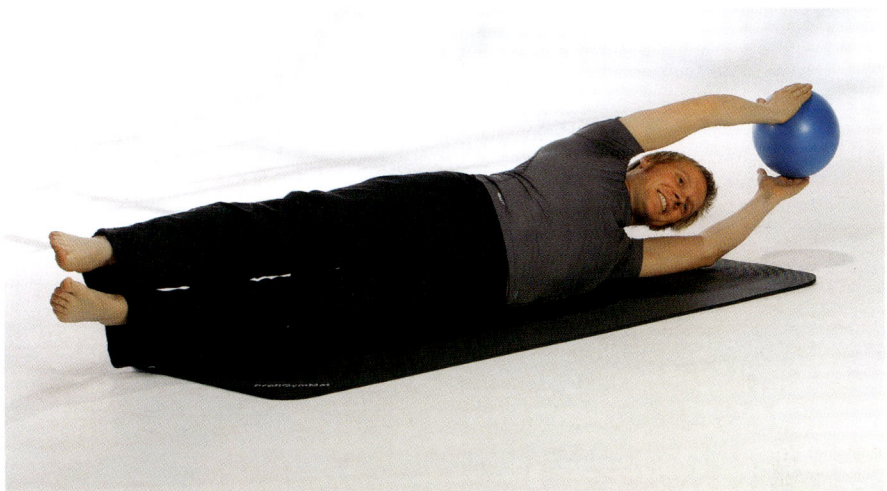

5.) Ausgangsposition Seitenlage. Bei dieser Übung liegt der Ball in Höhe des Beckens unter dem Körper, der bodennahe Unterarm stützt den Oberkörper. Die Beine werden angehoben.

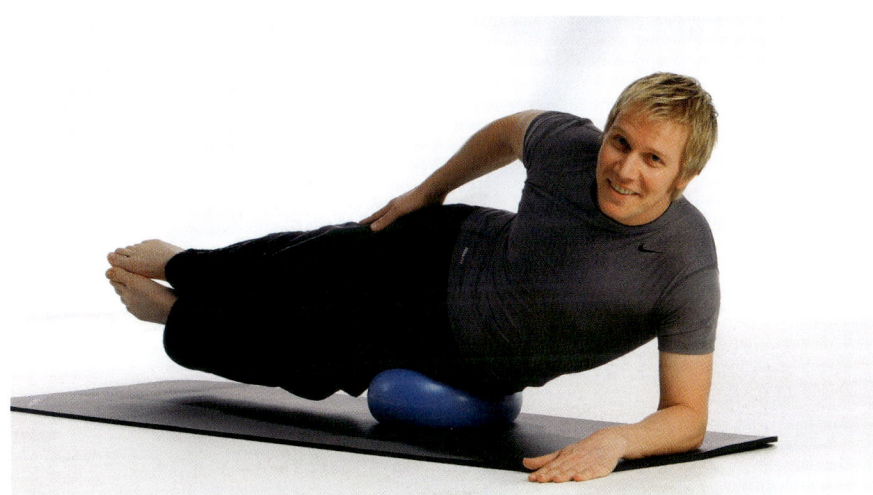

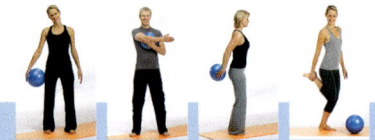
6.) Rumpfhalte in Bauchlage, dabei liegen die Schienbeine auf dem Ball, die Unterarme stützen den Oberkörper. Die gleiche Übung kann auch in der Seitenlage oder in der Rückenlage durchgeführt werden.

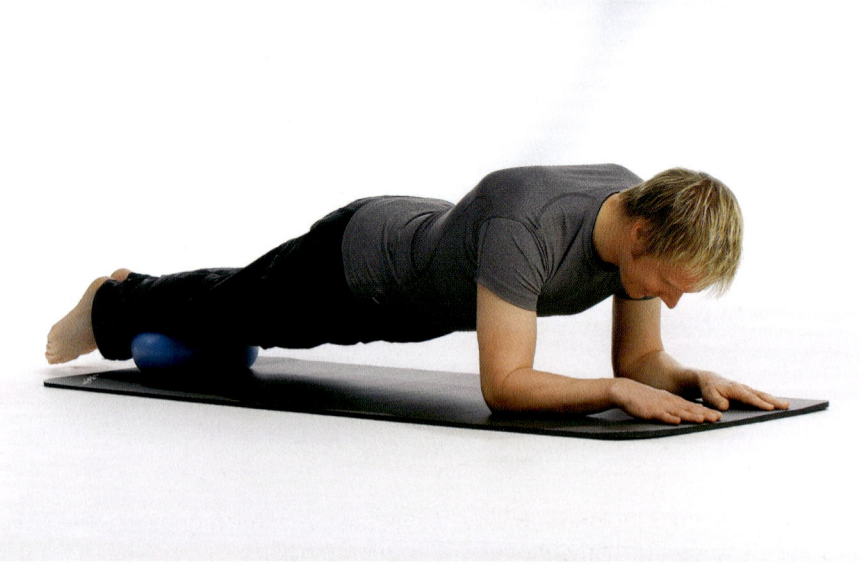

Übungen nur für Fortgeschrittene mit einer
guten Körperwahrnehmung

ℹ️ **Hinweis:**
Bei Vorschädigungen im Rückenbereich diese Übungen unbedingt meiden!

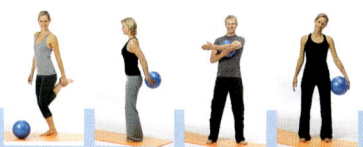
7.) In Abwandlung einer Übung nach Pilates; Ausgangsposition in der Bauchlage oder im Kniestand, dabei wird der Ball mit gestreckten Armen vor- und zurückgerollt.

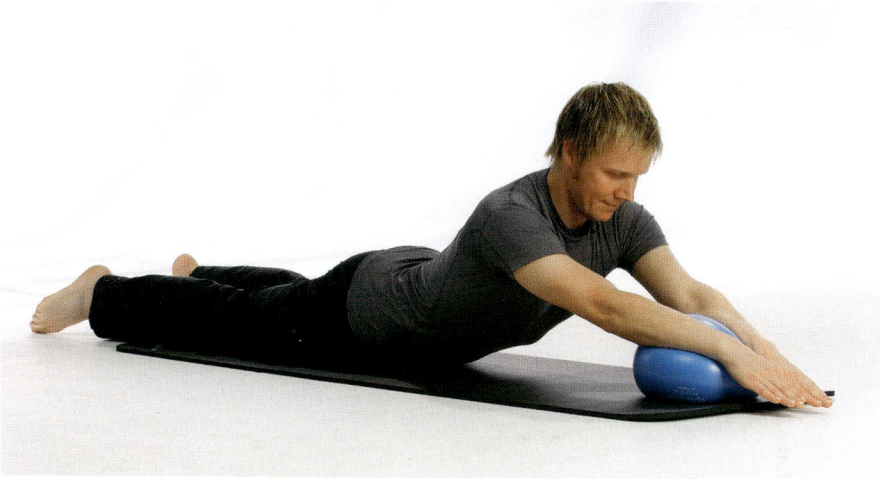

8.) Schwebesitz, der Redondo® Ball wird zwischen den Knien gehalten, die Arme zur Stabilisierung seitlich angehoben (in Außenrotation).

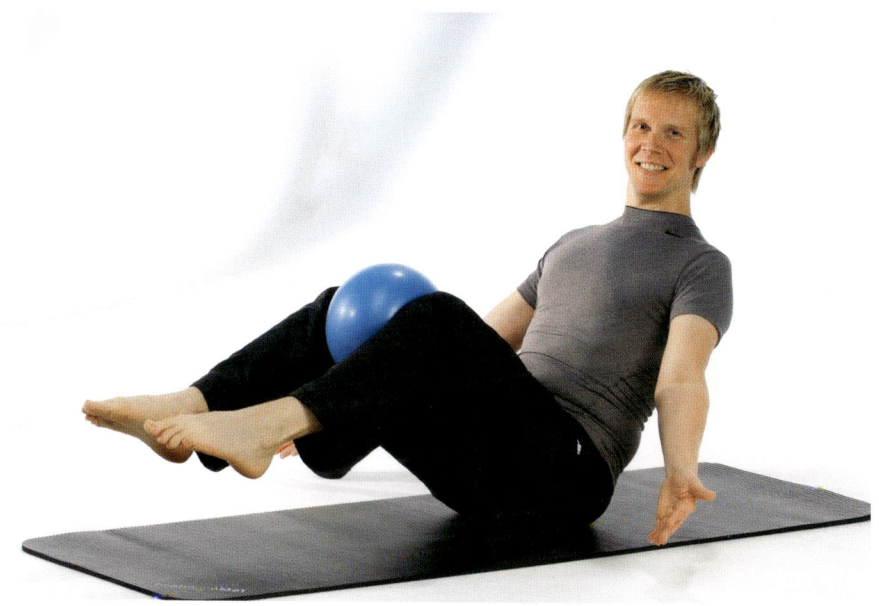

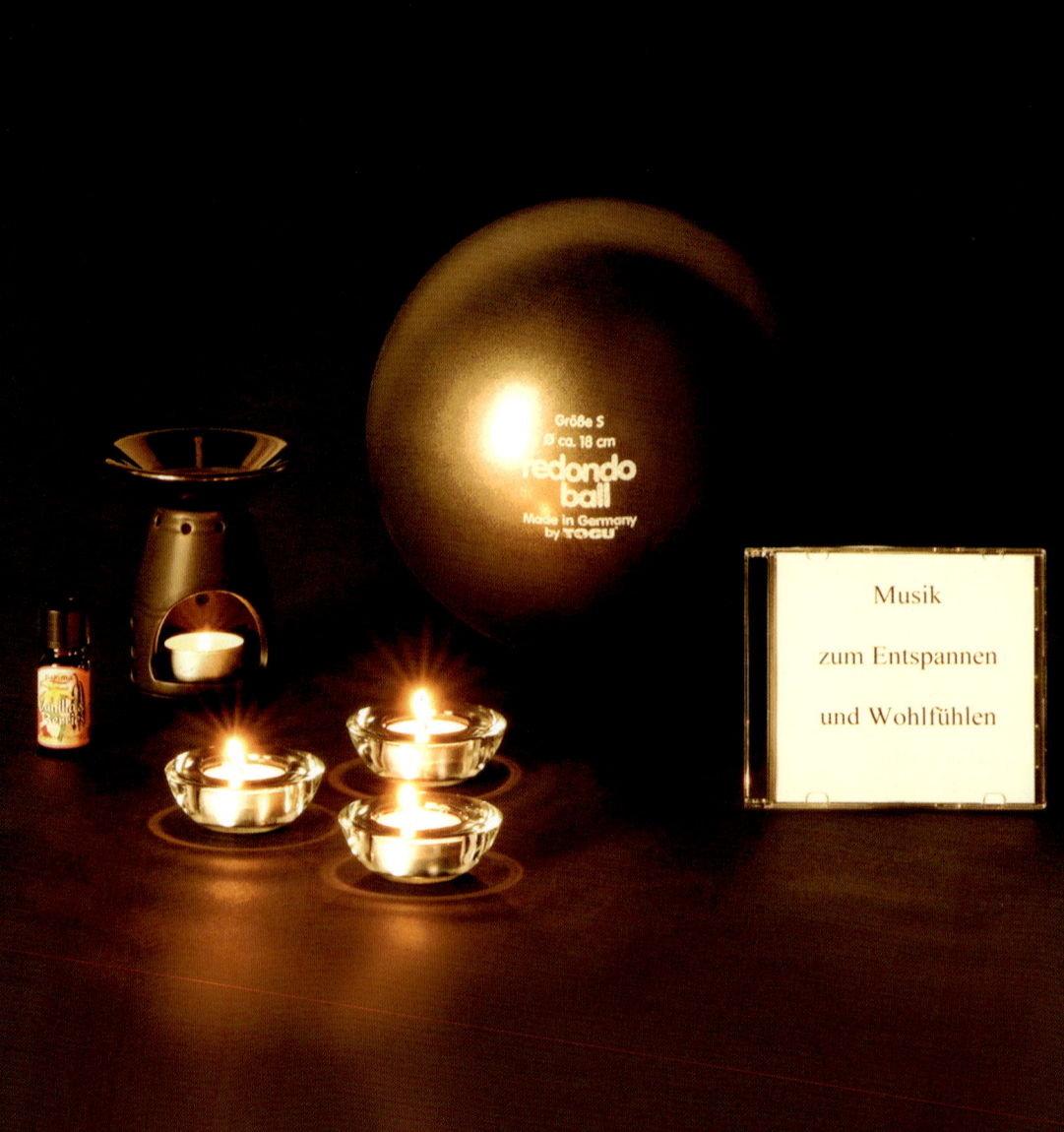

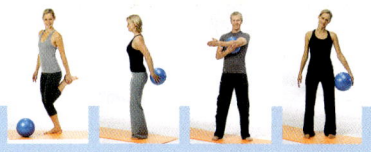

5 Entspannung und Massage

Der Begriff **Entspannung** wird von vielen Menschen gedanklich mit Passivität belegt. Es gibt jedoch recht unterschiedliche Möglichkeiten, sich zu entspannen. Das Wichtigste bei einer guten Entspannung ist, neben dem entsprechenden Ambiente, das eigene Wohlgefühl. Es gibt Menschen, die sich bei einer Aktivität, wie zum Beispiel dem Joggen, wunderbar entspannen können. Andere wiederum empfinden Entspannung nur dann, wenn absolute Ruhe um sie herum herrscht und sie sich möglichst wenig oder gar nicht bewegen müssen. Diese Unterschiede erfordern zunächst eine Bewusstmachung bei den Teilnehmern. Jeder muss selbst herausfinden, welche Form der Entspannung für ihn die Richtige ist.

Wichtig ist: Entspannung kann nicht erzwungen werden. Ein wirkliches Entspannungsgefühl kann nur eintreten, wenn man sich in der Entspannungsphase einer Übungsstunde wirklich wohlfühlt.

Der Übungsleiter einer Sportgruppe kann einiges dazu beitragen. Zunächst ist es wichtig, die Teilnehmer auf Entspannungsphasen vorzubereiten. Voraussetzungen, wie bequeme Kleidung der Teilnehmer, genug Wärme im Raum, Ruhe und die passende Musikauswahl, falls überhaupt Musik gewünscht wird, müssen erfüllt sein. Erst dann sind die Chancen gut, dass sich möglichst viele Gruppenmitglieder auch wirklich entspannen können.

Ziel einer Entspannungsphase mit dem Redondo® Ball ist es, fließende, langsame Bewegungen durchzuführen. Aus der Praxis wissen wir, dass Bewegungen häufig zu schnell und zu ruckartig durchgeführt werden. Gerade im Bereich Hals-Nacken sollten die Teilnehmer jedoch immer wieder zu einer langsamen Durchführung der Übungen angehalten werden, um den Entspannungseffekt zu vergrößern und gleichzeitig die Körperwahrnehmung zu schulen.

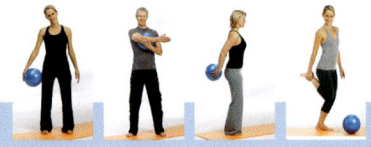
5.1 Einzelübungen

Entspannungsübungen für die Hals- und Nackenmuskulatur

Ausgangsposition:
Rückenlage, der Ball liegt im Hals-Nacken-Bereich, die Füße sind auf dem Boden aufgestellt. Die Teilnehmer kontrollieren, ob sie bequem liegen können und verändern, nach eigenem Empfinden, den Luftgehalt des Redondo® Balls.

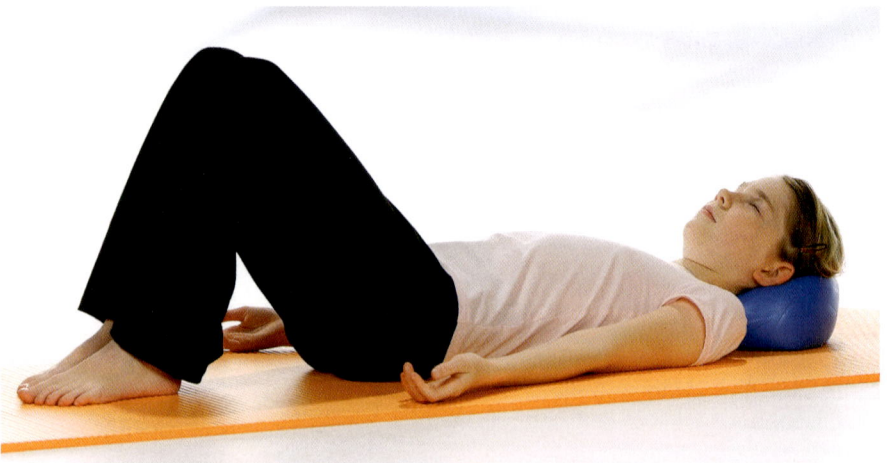

Zeichnen:
Die Teilnehmer stellen sich vor, ihre Nasenspitze wäre ein Bleistift. Mit diesem zeichnen sie:

- Ein Gesicht.
- Eine Spirale, erst in die eine, dann in die andere Richtung, so groß, wie es für sie angenehm ist.
- Senkrechte Striche.
- Waagerechte Striche.
- Wellen.
- Kreuze.
- Punkte.
- Eine „liegende Acht".
- Eine „stehende Acht".
- Sie zeichnen einen großen Kreis um alles, was sie „gemalt" haben, einmal rechts- und einmal linksherum.
- Sie „schreiben" ihren Namen in geschwungener Schreibschrift (bei kurzen Namen Vor- und Zuname) unter ihr „Bild".
- Sie bleiben nach den Übungen noch einige Zeit ruhig auf dem Ball liegen und „spüren nach".

Sehr empfehlenswert sind diese Übungen auch für den Ausklang einer Stunde mit dem Schwerpunkt „Kräftigung der Bauchmuskulatur" (vgl. Kap. 4.4), da es bei der Durchführung dieser Übungen oft zu Verspannungen im Hals-Nacken-Bereich kommt.

Hinweis:
Bei den oben genannten Übungen kann es zu Schwindelgefühlen kommen bzw. eine Art „Seekrankheit" (Übelkeit) auftreten. Bei diesen Symptomen die Übungen bitte sofort abbrechen!

Alternative: Die Übungen ohne Ball durchführen.

Massage

Jeder Teilnehmer massiert mit einem Redondo® Ball den eigenen Körper. Hände, Arme, Beine, Füße usw.

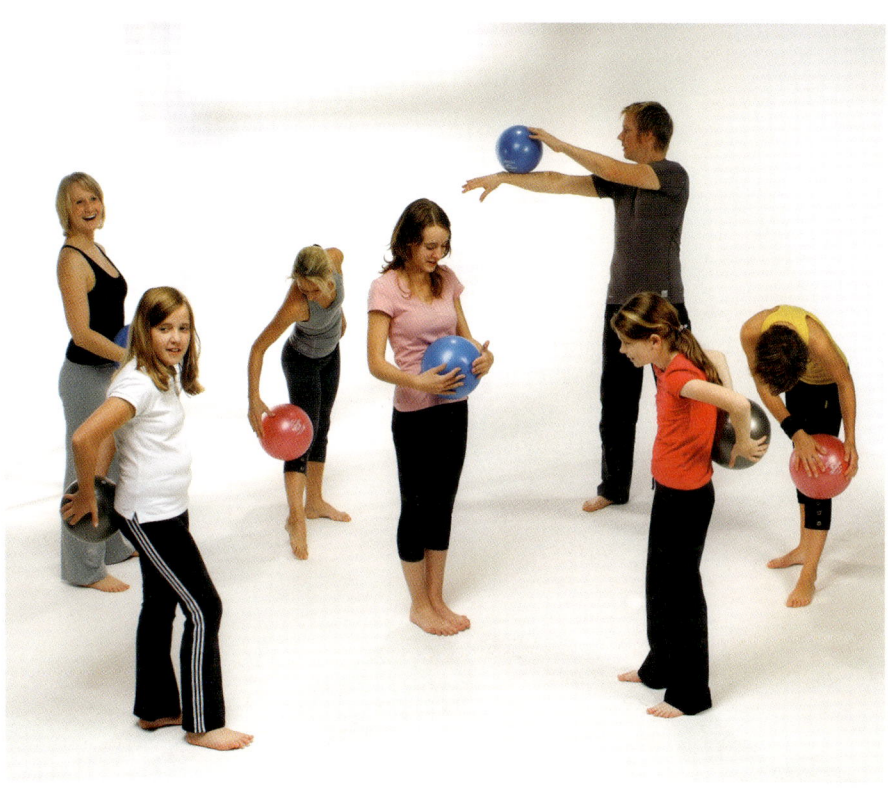

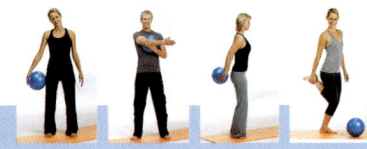

5.2   Partnerübungen

ⓘ Hinweis:
**Bei Partnermassagen ist die leise Kommunikation zwischen den Part-
nern dringend erforderlich, damit jeder eigene Wünsche und Vorlieben äußern kann.**

Massage

• Den Partner mit dem Redondo® Ball massieren, d. h., ein Partner rollt
  mit viel oder wenig Druck den Ball über den Körper des Partners. Aus-
  gangspositionen sind Stand, Sitz oder Bauchlage.

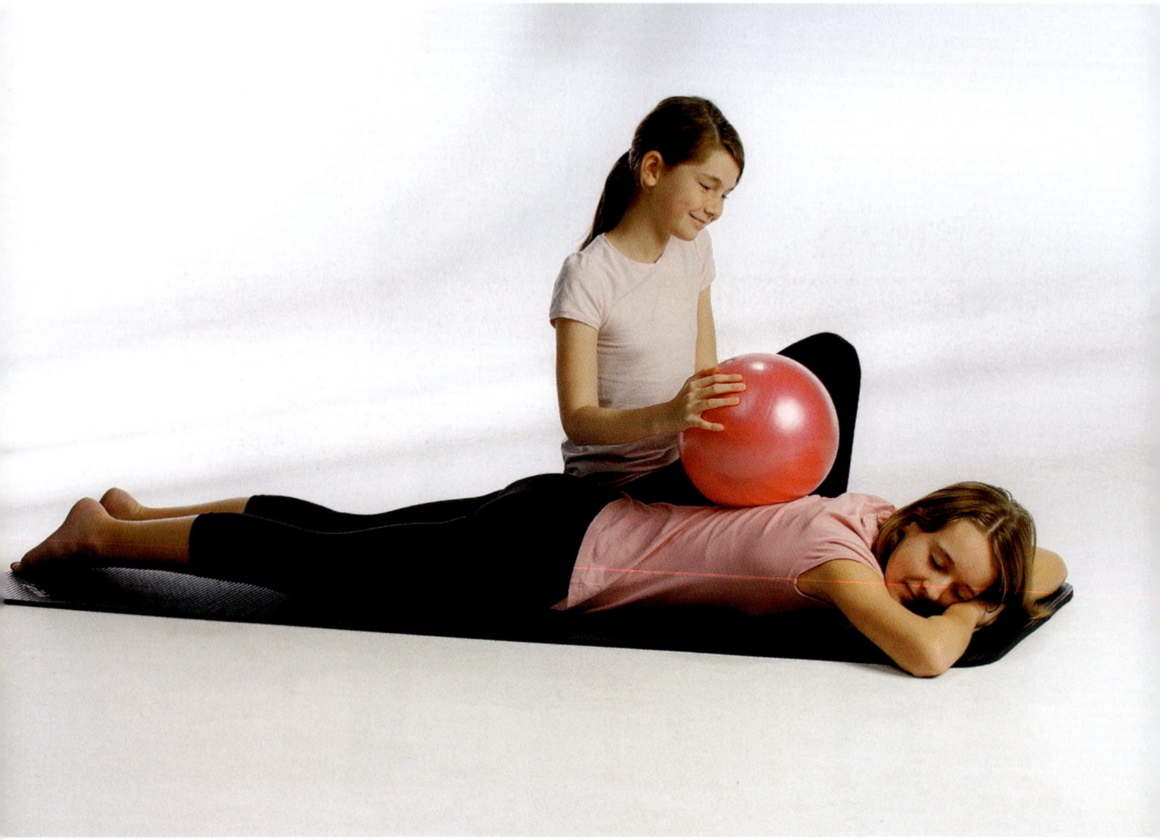

- Den Partner mit dem Ball „abklopfen".
- Punktuelle Massage, d. h., beim Partner den Ball an unterschiedlichen Stellen des Körpers mit leichtem Druck halten.

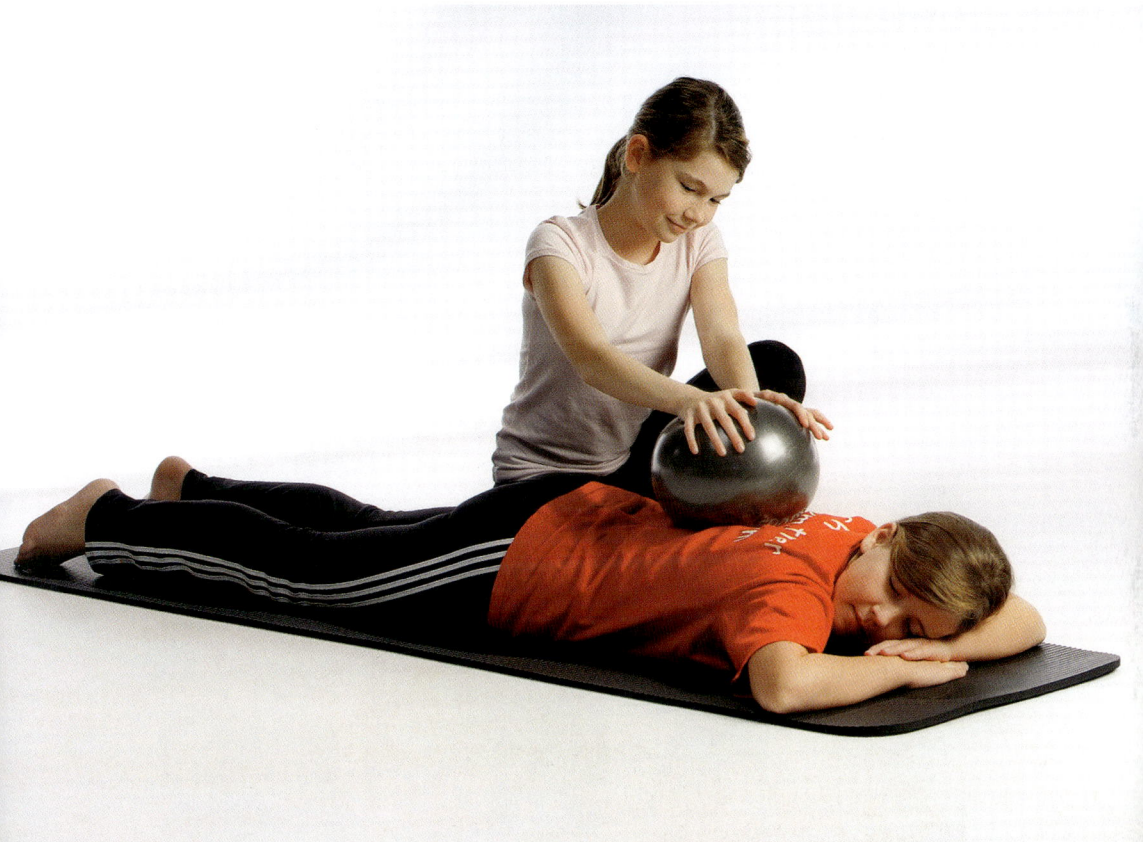

5.3   Gruppenübungen

Massage und Entspannung

Sanftes Rollen

Die Hälfte der Teilnehmer (A) stellt sich verteilt im Raum auf. Sie können die Augen schließen. Die anderen Teilnehmer (B) erhalten jeweils einen Ball und stellen sich zu einem der Teilnehmer A. Die Teilnehmer B rollen nun den Ball vorsichtig über den ganzen Körper von Teilnehmer A. Nach ca. 30 Sekunden gehen die Teilnehmer B zu einem anderen Teilnehmer A und rollen nun wieder den Ball über den Körper. Es werden 4-5 Wechsel durchgeführt. Dann tauschen die Gruppen. Während dieser Gruppenentspannung sollte möglichst wenig, und wenn, nur leise gesprochen werden.

Massagekreis

Die Gruppe stellt sich im Kreis auf. Jeder massiert den Rücken des Vordermanns.

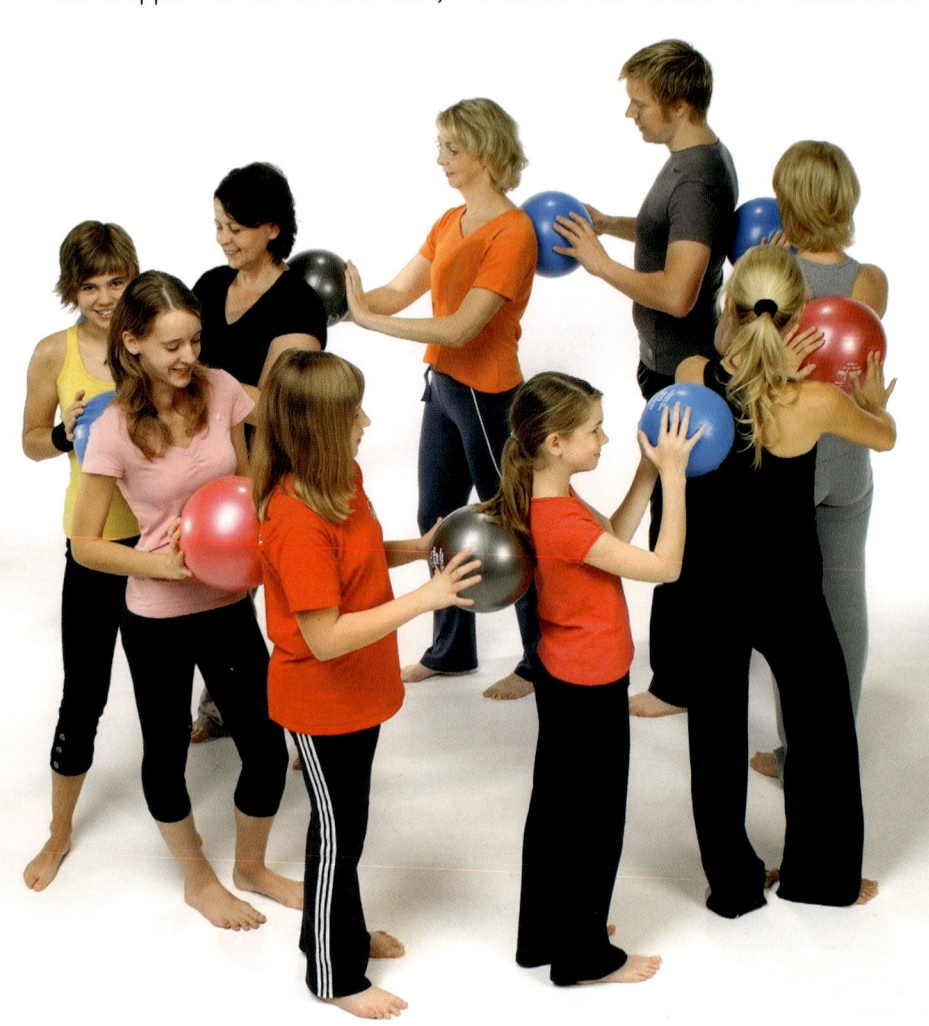

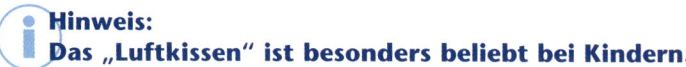

Luftkissen

Ein Bettbezug wird mit Redondo® Bällen komplett gefüllt. Ein Teilnehmer legt sich darauf und wird von der gesamten Gruppe sanft hin- und herbewegt.

> **Hinweis:**
> **Das „Luftkissen" ist besonders beliebt bei Kindern.**

Nach der Entspannung sollten die Teilnehmer sich über das Empfundene austauschen können. Leise Hintergrundmusik kann diese Entspannungsphase unterstützen.

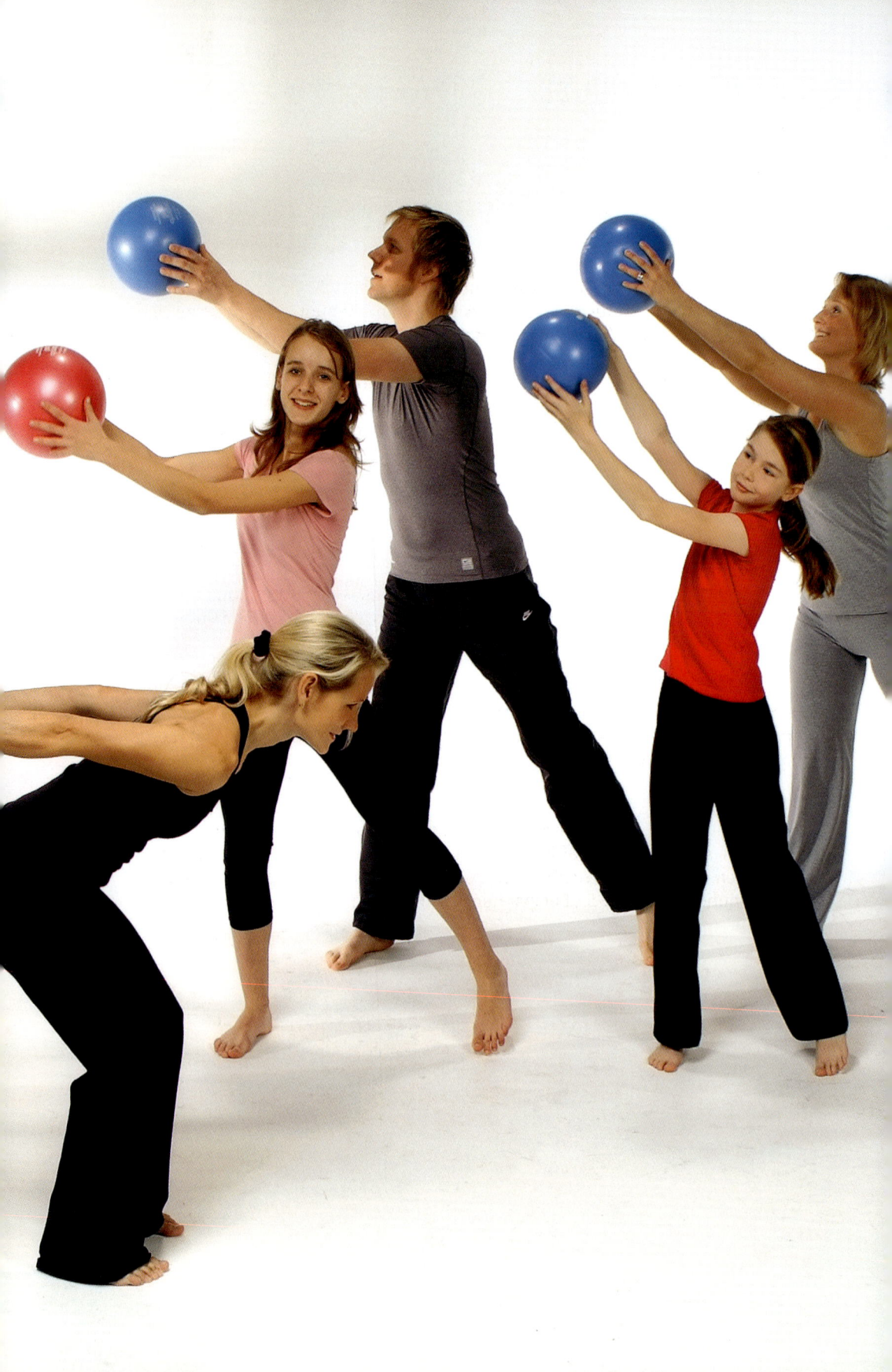

6   Stundenbilder

In diesem Kapitel schlagen wir Praxisstunden mit unterschiedlichen Schwerpunkten vor. Wir haben uns für die besonders gefragten Themen „Bauch, Beine und Gesäß", „Schultergürtel" und „Rücken-Spezial" entschieden.

Die Fotoserien dienen ausschließlich als Erinnerungshilfe. Genaue Übungsbeschreibungen sind in den einzelnen Kapiteln nachzulesen. Wir möchten an dieser Stelle noch einmal auf die besonders gekennzeichneten Hinweise aufmerksam machen.

Die Einteilung einer Übungsstunde in drei Phasen ist aus sportmedizinischer Sicht sinnvoll.

1. Einstimmung
Die Einstimmungsphase dient dem „Ankommen" und der Vorbereitung auf den Schwerpunkt. Die Übungen aus Kap. 2 „Erwärmung", beschreiben eine umfangreiche Vorbereitung des Körpers.

2. Hauptphase
Die Hauptphase bildet den thematischen Schwerpunkt einer Unterrichtsstunde. In den vorgestellten Stundenbildern finden sich Übungen aus Kap. 4 „Kräftigung und Dehnung" wieder.

3. Ausklang
Die Ausklangsphase rundet die Übungsstunde passend zum Schwerpunkt ab. Die Teilnehmer sollten die gekräftigte Muskulatur zum Abschluss dehnen und sich entspannen. Genaue Beschreibungen hierzu finden sich in Kap. 4 „Kräftigung und Dehnung" und Kap. 5 „Entspannung und Massage".

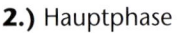
6.1   Kräftigung Bauch-Beine-Gesäß

1.) Einleitung
Übungen aus Kap. 2 „Erwärmung" dienen der Vorbereitung auf die nachfolgenden Kräftigungsübungen.

2.) Hauptphase

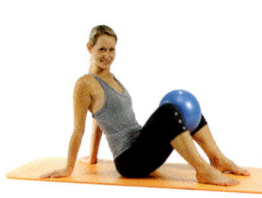

Oberschenkel und Gesäß Nr. 2

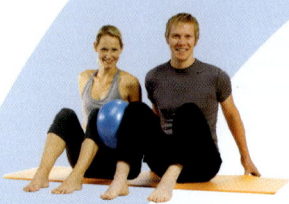

Oberschenkel und Gesäß Nr. 8

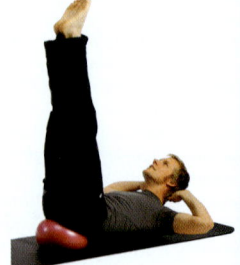

Oberschenkel und Gesäß Nr.

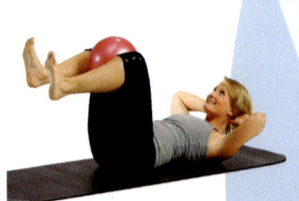

Bauch Nr. 1

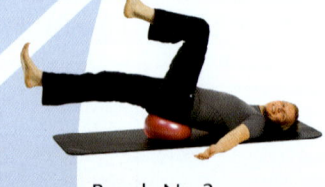

Bauch Nr. 3

Bauch Nr. 7

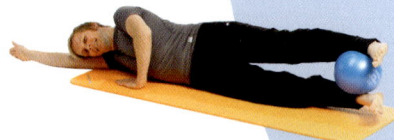

Oberschenkel und Gesäß Nr. 10

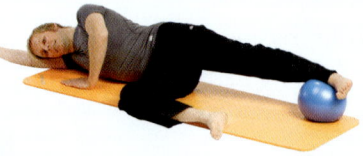

Oberschenkel und Gesäß Nr. 11

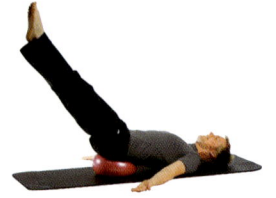

Bauch Nr. 5

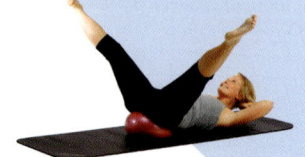

Bauch Nr. 8

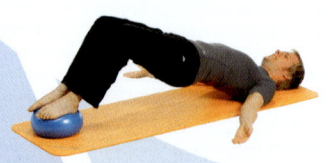

Oberschenkel und Gesäß Nr. 12

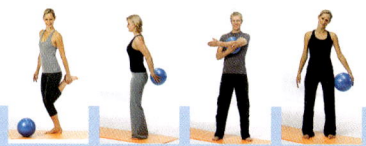

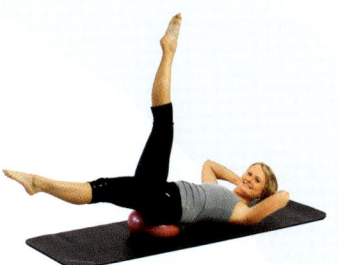

Bauch Nr. 9

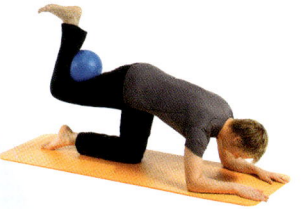

Oberschenkel und Gesäß Nr. 9

Übungen für Fortgeschrittene

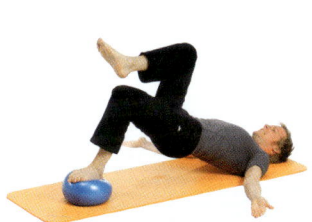

Oberschenkel und Gesäß Nr. 13

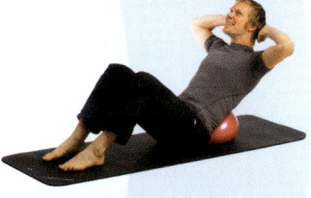

Bauch Nr. 11

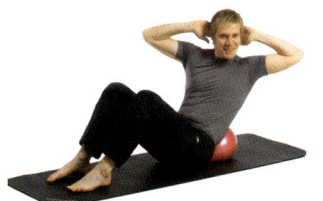

Bauch Nr. 12

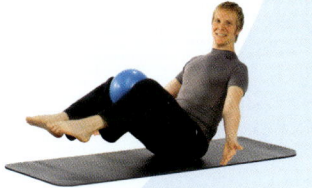

Ganzkörper Nr. 8

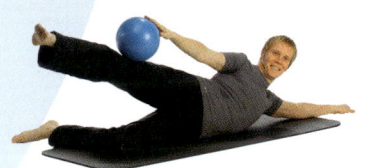

Ganzkörper Nr. 2

3.) Ausklang
Wir empfehlen Dehnungsübungen aus den Kap. 4.4 „Bauch" und 4.7
„Oberschenkel und Gesäß".

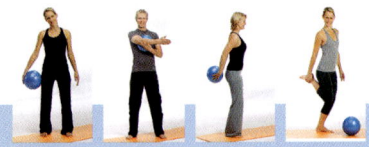

6.2   Kräftigung Schultergürtel

1.) Einleitung
Übungen im Stand und in der Fortbewegung aus Kap. 2.1 „Einzelübungen"
bereiten den Schultergürtel besonders gut auf die nachfolgende Kräftigung vor.

2.) Hauptphase

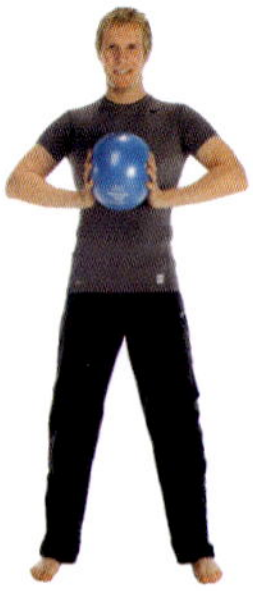

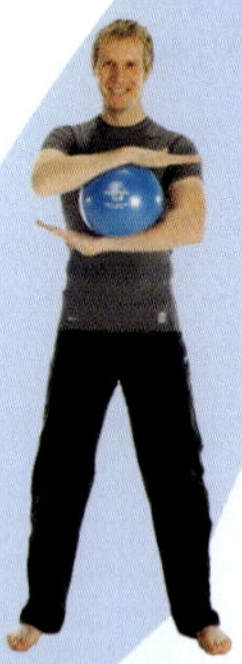

Schulter Nr. 2

Schulter Nr. 1

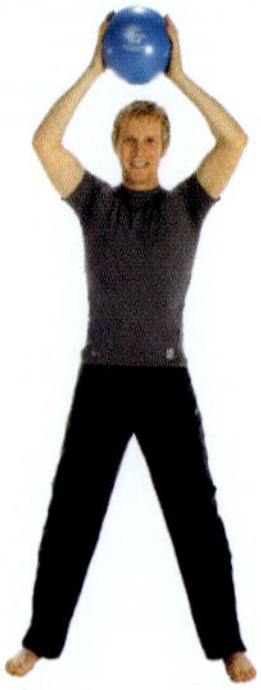

Schulter Nr. 3

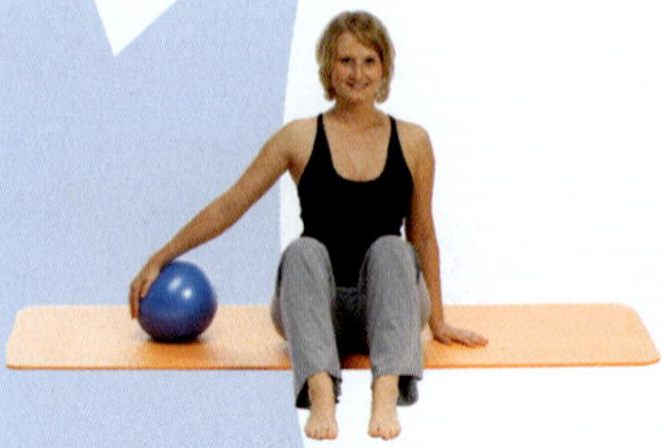

Schulter Nr. 6

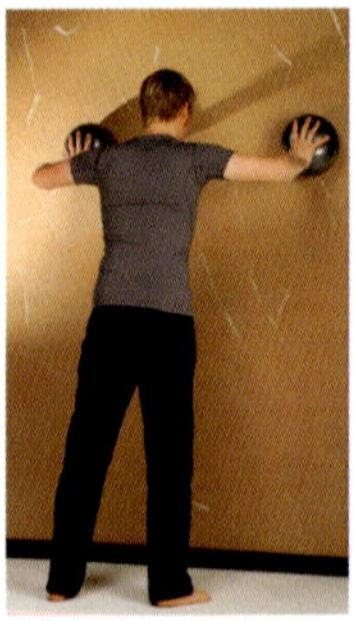

Schulter Nr. 4

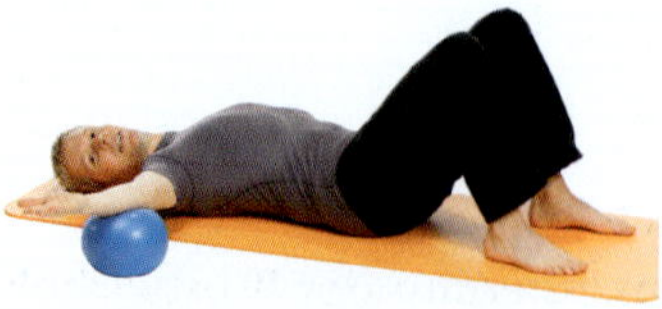

Schulter Nr. 7

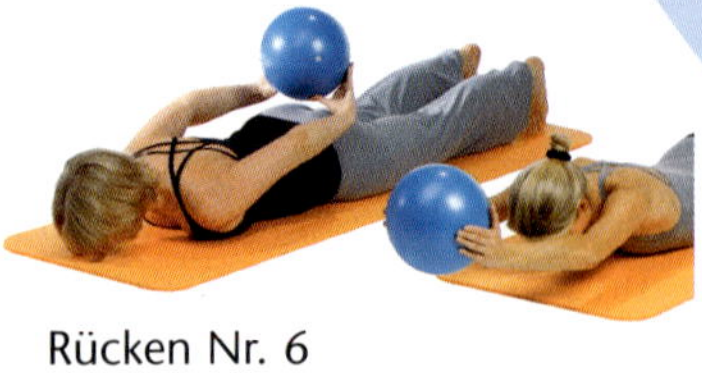

Rücken Nr. 6

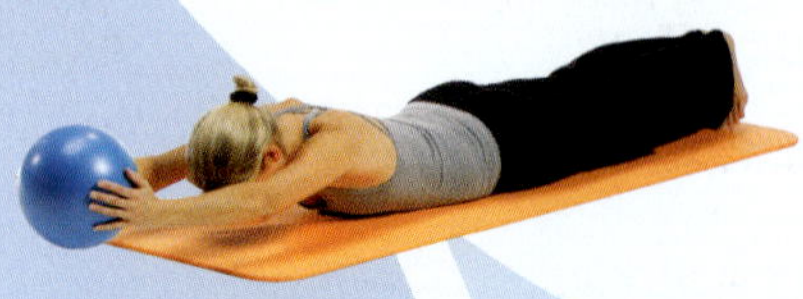

Rücken Nr. 7

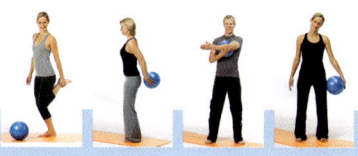

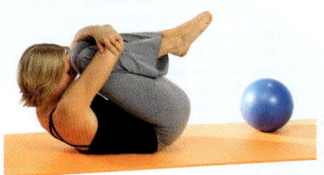

Zwischen den Übungen, Dehnung Rücken Nr. 1

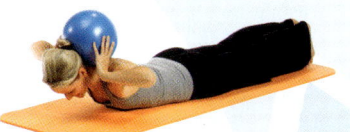

Rücken Nr. 10

Rücken Nr. 9

Übungen für Fortgeschrittene

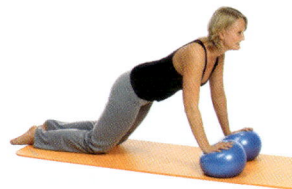

Schulter Nr. 5

Ganzkörper Nr. 6

Ganzkörper Nr. 7

Mobilisierende Übungen
Mobilisierung der Brustwirbelsäule

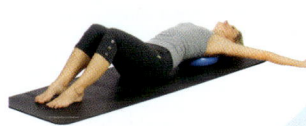

Nr. 2

Nr. 10

Nr. 7

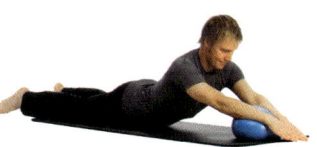

3.) Ausklang
Wir empfehlen Dehnungsübungen aus den Kap. 4.2 „Schultergürtel" und 4.5 „Rücken". Zusätzlich bieten sich, zur Entspannung der Hals- und Nackenmuskulatur, Übungen des Kap. 5.1 „Einzelübungen" an.

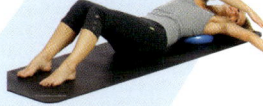
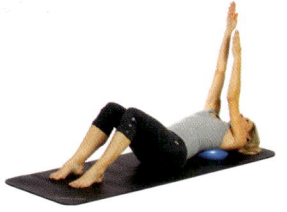

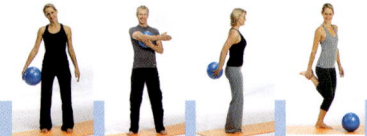
6.3   Rücken-Spezial

1.) Einleitung

Die Übungen aus Kap. 2 „Erwärmung mit dem Redondo® Ball" und mobilisieren-de Bewegungen im Stand wie sie in Kap. 4.5.1 „Mobilisierung der Wirbelsäule" beschrieben sind, eignen sich besonders gut zur Vorbereitung.

2.) Hauptphase

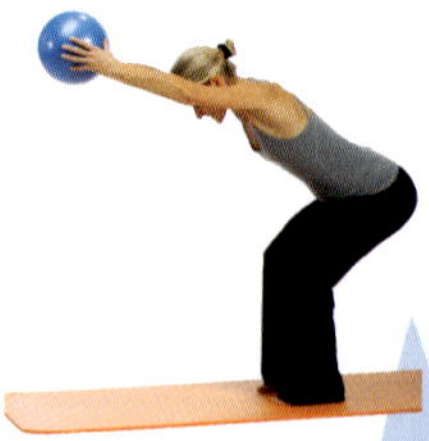

Rücken Nr. 1

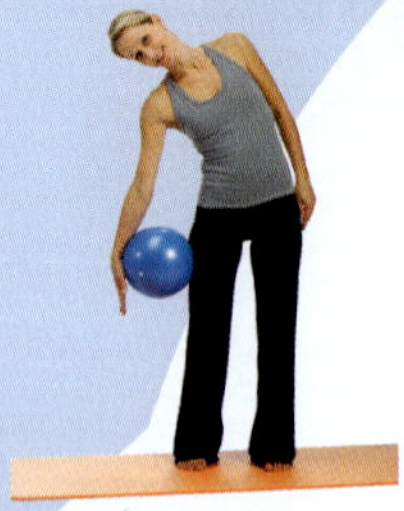

Rücken Nr. 3

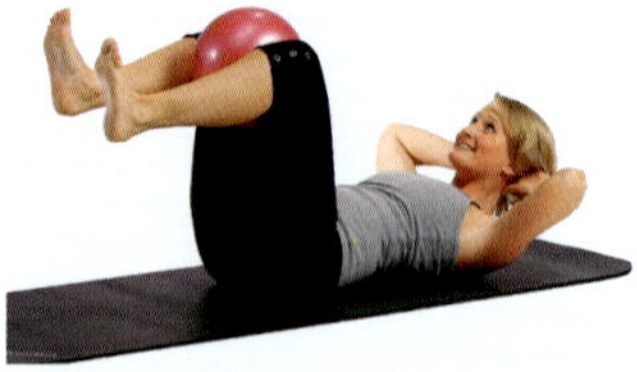

Bauch Nr. 1

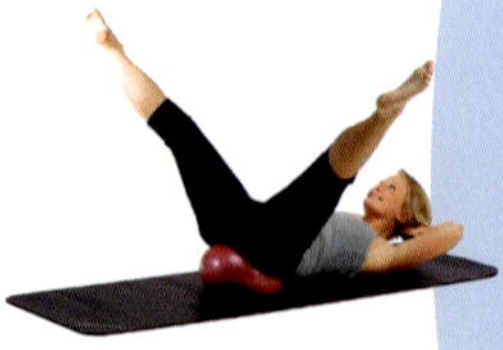

Bauch Nr. 8

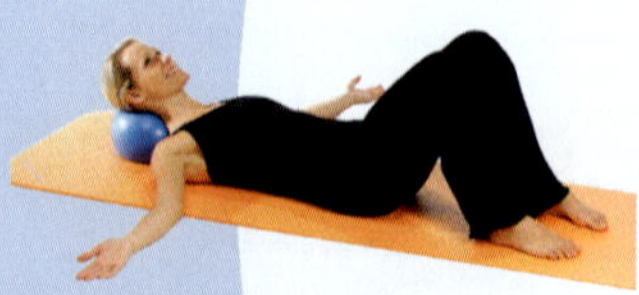

Nacken Nr. 1

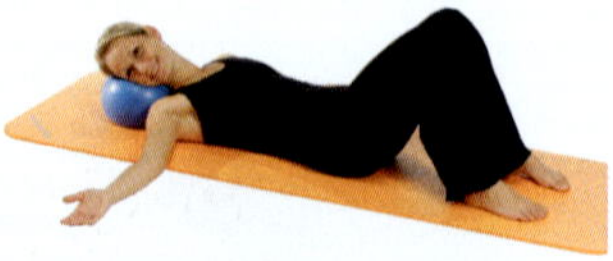

Nacken Nr. 3

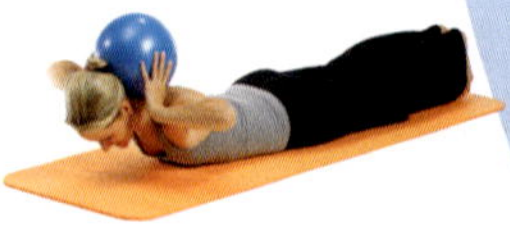

Rücken Nr. 10

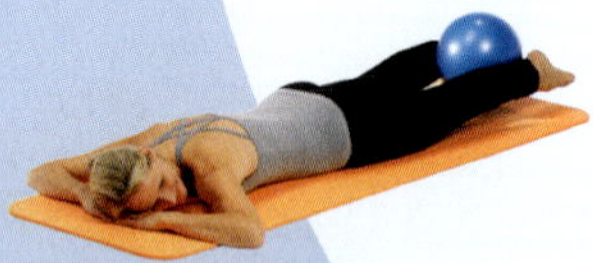

Rücken Nr. 11

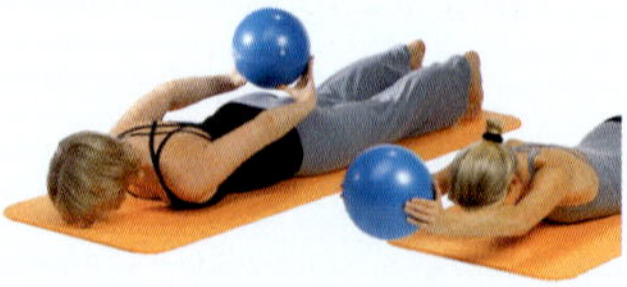

Rücken Nr. 6

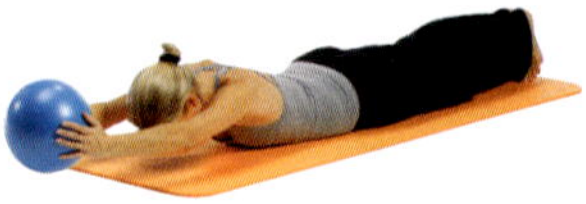

Rücken Nr. 7

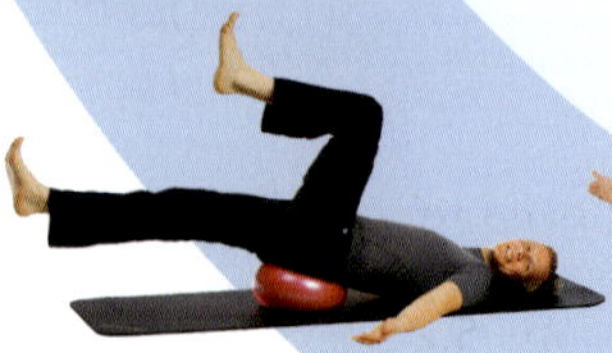

Bauch Nr. 3

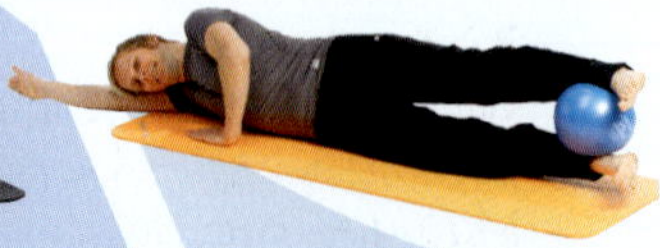

Oberschenkel und Gesäß Nr. 10

Übungen für Fortgeschrittene

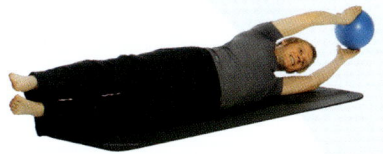

Ganzkörper Nr. 4

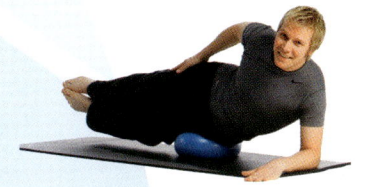

Ganzkörper Nr. 5

Mobilisierende Übungen

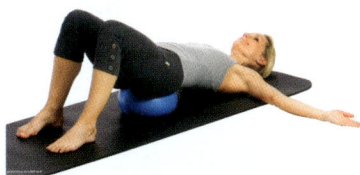

Mobilisierung der Lendenwirbelsäule Nr. 1-3

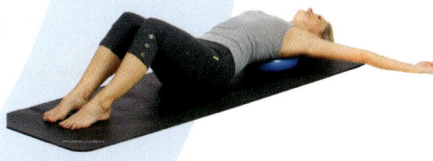

Mobilisierung der Brustwirbelsäule Nr. 2

3.) Ausklang

Wir empfehlen eine umfangreiche Dehnung aus den Kap. 4.1 „Nacken", 4.2 „Schultergürtel", 4.4 „Bauch" und 4.5 „Rücken". Zum Stundenabschluss ist eine Massage, wie sie in Kap. 5.2 „Entspannung und Massage"/Partnerübungen beschrieben ist, besonders angenehm.

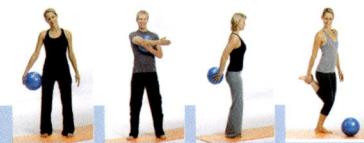

Anhang

Danksagung

Herzlichen Dank an alle, die uns so eifrig ermutigt haben, dieses Buch zu schreiben. Dem Meyer & Meyer Verlag danken wir für das Vertrauen.

Ganz besonders beteiligt an der Umsetzung unserer Idee, dieses Buch zu verfassen, waren die zahlreichen Übungsleiter, die bei unseren Fortbildungen für alle neuen Ideen offen sind. Ihr habt uns mit euren positiven Rückmeldungen in unserem Vorhaben gestärkt.

Vielen Dank auch an unsere Kursteilnehmer und Schüler, die immer wieder neue Übungen mit uns ausprobiert und bewertet haben. Euer Durchhaltevermögen und eure Meinungsäußerungen waren uns ganz besonders wichtig.

Unserem Fotografen Dieter Hemsing gilt auch ein besonderes Dankeschön. Du hast es verstanden, alle Beteiligten in Szene zu setzen und dabei eine angenehme Atmosphäre zu schaffen.

Den Models Silke Wirtz, Kathrin Telsemeyer und Andreas Kuhl-Borgmann kann man gar nicht genug danken. Ihr wart bereit, mit uns zu üben, zu fotografieren, zu reden und euch ganz viel Zeit zu nehmen. Ihr seid einfach klasse.

Dank gilt auch der Firma „Sportlädchen" in Köln, die uns mit toller Bekleidung und Gymnastikmatten ausgestattet hat. Für die netten, zusätzlichen Ratschläge bedanken wir uns ganz besonders bei Frau Deutsch.

Dem Sportartikelhersteller TOGU danken wir für die Idee zum Redondo® Ball und die freundliche Unterstützung bei der Erstellung des Buchs.

Ute Schneiderbauer, Thomas Müller und Silke Hallermann-Jacobs gilt ein ganz besonderer Dank für das Korrekturlesen und die Beantwortung endlos vieler Fragen. Danke für eure große Hilfe.

Bei unseren Kindern Marie, Theresa, Charlotte und Katharina möchten wir uns ganz besonders herzlich bedanken. Ihr habt mit uns ganz viele Probefotos gemacht, ein richtiges Fotoshooting durchgehalten, Sportbekleidung anprobiert und uns viel geholfen, damit wir Zeit zum Schreiben hatten. Ihr seid super!

Schließlich danken wir unseren lieben Männern Jürgen Kracht und Markus Hoffmann. Ohne eure Unterstützung wäre dieses Buch nie entstanden. Danke, dass ihr es für uns möglich gemacht habt.

Inge Kracht und Monika Ellinger

Literatur

Albrecht, K. & Meyer, S. (2005). *Stretching und Beweglichkeit – Das neue Expertenhandbuch.* Stuttgart: Haug-Verlag.

Buskies, W. & Demski, N. (2004). *Rückenfitness.* Wiebelsheim: Limpert Verlag.

Gehrke, T. (2005). *Sportanatomie.* Reinbek bei Hamburg: Rororo Verlag.

Häfelinger, U. (2004). *Gymnastik für den Beckenboden.* Aachen: Meyer & Meyer Verlag.

Häfelinger, U. & Schuba, V. (2004). *Koordinationstherapie – Propriozeptives Training.* Aachen: Meyer & Meyer Verlag.

Hambrecht, K. & Gerstner-Mühleck, I. (2002). *Rückengymnastik mit dem Overball.* Aachen: Meyer & Meyer Verlag.

Heldt, U. (2003). *Bauch – Beine – Po.* Aachen: Meyer & Meyer Verlag.

Höfler, H. (2005). *Beckenbodengymnastik.* München: BLV Verlag.

Kempf, H. D. (2008). *Die Rückenschule.* Reinbek bei Hamburg: Rororo Verlag.

Lang-Reeves, I. & Villinger, T. (2002). *Beckenboden – Das Training für mehr Energie.* München: GU-Verlag.

Platzer, W. (1990). *Taschenatlas der Anatomie.* Stuttgart: Thieme-Verlag.

Quenzer, E. & Nepper, H. U. (1999). *Funktionelle Gymnastik.* Wiebelsheim: Limpert Verlag.

Bildnachweis

Coverbild und Bilder Innenteil:

GrossRaumStudio
D.H. Photo
Dieter Hemsing
Harle 90 a
48653 Coesfeld
Tel./Fax: 0 25 41-60 20
Mobil 01 73-2 92 54 12
E-Mail: info@dhphoto.de
www.dhphoto.de

Coverlayout:

Jens Vogelsang

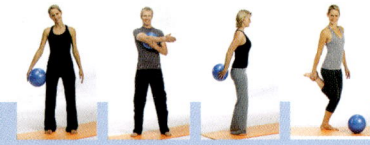
Bei der Entstehung dieses Buches haben uns unterstützt:

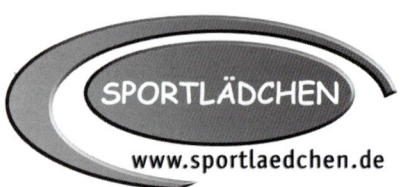

SPORTLÄDCHEN, SPORT- und
Freizeitwear Vertriebs GmbH
Leyendecker Str. 25-27
50825 Köln
Tel.: 02 21-23 83 64
Fax: 02 21-2 40 28 47
Kostenfreie Hotline
aus dem dt. Festnetz: 08 00-7 17 11 00
Kostenfreie Hotline
aus dem österr. Festnetz: 08 00-22 33 10

TOGU Gebr. Obermaier oHG
Atzinger Str. 1
83209 Prien-Bachham
Tel.: 0 80 51-9 03 80
Fax: 0 80 51-37 45
E-Mail: info@togu.de
www.togu.de; www.ftcoach.com

Als Models:
Mitglieder der Showtanzgruppe „LADY BIRDS"
aus Coesfeld
Kontakt: www.lady-birds.de

**Sie haben Fragen, Anregungen oder Kritik?
Nehmen Sie mit uns Kontakt auf:**

Ellinger-Kracht@web.de